Hansruedi Ambühl

Wege aus dem Zwang

Hansruedi Ambühl

Wege aus dem Zwang

Wie Sie Zwangsrituale
verstehen und überwinden

Patmos

FSC
www.fsc.org
MIX
Papier aus verantwortungsvollen Quellen
FSC® C006701

Für die Schwabenverlag AG ist Nachhaltigkeit ein wichtiger Maßstab ihres Handelns. Wir achten daher auf den Einsatz umweltschonender Ressourcen und Materialien. Dieses Buch wurde auf FSC®-zertifiziertem Papier gedruckt. FSC (Forest Stewardship Council®) ist eine nicht staatliche, gemeinnützige Organisation, die sich für eine ökologische und sozial verantwortliche Nutzung der Wälder unserer Erde einsetzt.

Bibliografische Information der Deutschen Nationalbibliothek
Die Deutsche Nationalbibliothek verzeichnet diese Publikation in der Deutschen Nationalbibliografie; detaillierte bibliografische Daten sind im Internet über http://dnb.d-nb.de abrufbar.

3. Auflage 2011

www.patmos.de

Umschlaggestaltung: Gudrun Pawelke,
Büro für Ausdrucksfindung / pawelke.com
Umschlagabbildung: © Arthur Tress / photonica.com
Druck: CPI – Ebner & Spiegel, Ulm
Hergestellt in Deutschland
ISBN 978-3-8436-0051-4

Inhalt

Dank

Dieses Buch wäre nie zustande gekommen, wenn ich nicht in den letzten zehn Jahren Gelegenheit gehabt hätte, mit vielen unter Zwangsstörungen leidenden Personen psychotherapeutisch zu arbeiten. Bei einigen hat diese Zusammenarbeit dazu beigetragen, dass sie sich von ihren Zwängen befreien konnten oder diese doch zumindest viel besser in den Griff bekamen. Bei manchen ist es leider nicht gelungen, mit therapeutischer Unterstützung diese Störung zu überwinden. Gleichwohl habe ich auch aus diesen Erfahrungen viel gelernt. An dieser Stelle möchte ich mich daher zunächst herzlich bei all den Menschen bedanken, mit denen ich in dieser Zeit zusammenarbeiten durfte. Sie haben mit dazu beigetragen, dass ich heute darlegen kann, worin die Möglichkeiten, aber auch Schwierigkeiten der Selbsthilfe bei Zwängen liegen.

Ich hätte dieses Buch wohl auch nicht geschrieben ohne die tatkräftige Unterstützung meiner Kollegin Dr. Barbara Meier, mit der ich schon zwei Bücher gemeinsam verfasst habe. Sie war in gewisser Weise die treibende Kraft, dieses Vorhaben in die Tat umzusetzen. Mit ihrer wohlwollenden Unterstützung und ihren scharfsinnigen kritischen Kommentaren hat sie maßgeblich zur Qualität dieses Buches beigetragen. Ich möchte ihr an dieser Stelle ganz herzlich für ihr großes Engagement danken.

Einleitung

Zwangsstörungen stellen für die davon betroffenen Menschen und ihre Angehörigen ein schwer zu ertragendes psychisches Leiden dar. Immer wieder von beängstigenden Gedanken geplagt zu werden, ohne Chance, diesen Einhalt gebieten zu können, ist sehr zermürbend und führt längerfristig zu depressiver Verstimmung. Etwas immer wieder tun zu müssen, ohne ein klares Abbruchkriterium vor Augen zu haben, ist sehr anstrengend und demütigend zugleich.

Menschen mit Zwangsstörungen leben oft einsam und isoliert. Weil sie wissen, dass sie mit ihren Problemen bei anderen auf wenig Verständnis stoßen, verheimlichen sie ihre Zwänge, so gut es geht. Wenn sie jedoch mit Angehörigen zusammenleben, werden diese früher oder später auf diese Probleme aufmerksam, sei es, dass sie stundenlang darauf warten müssen, das Badezimmer benutzen zu können, oder sei es, dass sie immer wieder mit Fragen bedrängt werden, über welche sie sich selbst kaum je Gedanken gemacht haben. Oft werden Angehörige auch direkt in die Zwänge miteinbezogen, indem sie z. B. gezwungen werden, sich an bestimmte (ihnen nicht einsichtige) Regeln zu halten, oder indem sie dazu angehalten werden, die Betroffenen bei der Ausführung der Zwangsrituale zu unterstützen, weil diese dann schneller vorankommen.

So gesehen stellen Zwangsstörungen selten bloß ein individuelles Problem der davon Betroffenen dar, sondern auch eine starke Belastung für die Beziehung zu nahen Angehörigen. Während die vom Zwang betroffene Person für sich beansprucht, ihre Zwangshandlungen so lange und so anhaltend wie nötig zu praktizieren, sehen sich Angehörige zunehmend in ihrem Handlungsspielraum beeinträchtigt. Dies führt in der Regel zu aggressiven Auseinandersetzungen, beidseitiger Enttäuschung und Hilflosigkeit.

Es ist mittlerweile allgemein bekannt, dass Zwangsstörungen nicht einfach ein Lebensschicksal darstellen, mit dem sich Betroffene und deren Angehörige einfach abfinden müssen. Durch die Entwicklung neuer Therapieverfahren in den letzten dreißig Jahren haben sich die Chancen, von Zwängen wieder loszukommen, enorm verbessert. Diese aus der kognitiven Verhaltenstherapie stammenden Behandlungsmethoden wurden in zahlreichen Studien auf ihre Wirksamkeit überprüft. Wir können heute feststellen, dass sich etwa bei drei Viertel der mit solchen Methoden behandelten Personen die Zwänge deutlich bessern und bei 75 % die gemachten Fortschritte dauerhaft anhalten. Somit ist die Hoffnung, das Problem der Zwänge besser in den Griff zu bekommen, heute berechtigter denn je.

Die Methoden der kognitiven Verhaltenstherapie eignen sich dabei in besonderer Weise im Rahmen der Selbsthilfe. Das Motto der Verhaltenstherapie lautete ja immer schon: »Hilfe zur Selbsthilfe«. Und genau dies ist das Ziel dieses Ratgebers. Er bietet Ihnen und Ihren Angehörigen einerseits Verständnishilfen, welche Formen Zwänge annehmen können, wie sie sich entwickeln und was sie so hartnäckig am Leben erhält. Andererseits zeigt er Ihnen verschiedene Möglichkeiten zur Überwindung der Zwänge auf und hilft Ihnen, einen Weg zu gehen, der aus dem Zwang herausführt zu einer Lebensqualität, für die es sich zu kämpfen lohnt.

Im Zentrum des ersten Teils des Buches steht das Phänomen Zwang in seinen verschiedenen Facetten. Ausgehend von den persönlichen Marotten des Alltags wird erklärt, worin das Wesen einer Zwangsstörung besteht. Anschließend werden anhand von Fallbeispielen aus meiner psychotherapeutischen Praxis anschaulich die typischen Erscheinungsbilder von Zwangsgedanken und Zwangsritualen, deren diagnostische Kriterien und deren Verbreitung dargestellt. Schließlich wird die Frage behandelt, welche Faktoren bei der Entwicklung einer Zwangsstörung eine Rolle spielen und welche Mechanismen dazu beitragen, dass diese Störung sich so hartnäckig am Leben erhält.

Der zweite Teil des Buches widmet sich vor allem der Frage, wie ein so hartnäckiger Gegner wie der Zwang besiegt werden kann. Hierzu haben Sie zunächst Gelegenheit, anhand ausführlicher Checklisten selbst zu testen, welche Zwangsgedanken und -handlungen bei Ihnen vorliegen. Anschließend werden konkrete Möglichkeiten aufgezeigt, wie Sie mit Methoden der kognitiven Verhaltenstherapie Ihre Zwänge in den Griff bekommen können. Diese allgemeinen Anregungen zur Selbsthilfe werden ergänzt durch einen störungsspezifischen Maßnahmenkatalog, der praktische Anleitungen gibt, wie Sie beim Vorliegen spezifischer Zwänge konkret vorgehen können. Angehörige erfahren zudem, wie sie sich gegenüber Betroffenen hilfreich(er) verhalten können. Abschließend wird der Frage nachgegangen, wann professionelle therapeutische Unterstützung angezeigt ist bzw. wann und wie an den dem Zwang zugrunde liegenden Problemen gearbeitet werden müsste. Informationen zur medikamentösen Behandlung von Zwängen und ausgewählte Literaturhinweise für Betroffene und Angehörige finden sich am Ende des Buches.

Die Zwangsstörung stellt eine ernsthafte psychische Beeinträchtigung dar. Sie zu überwinden ist für Betroffene, ihre Angehörigen und professionellen HelferInnen eine große Herausforderung. Ich hoffe, mit diesem Buch dazu beizutragen, dass Sie es wagen, diese Herausforderung anzunehmen. Dazu wünsche ich Ihnen Mut, Durchhaltevermögen und Erfolg.

1 Zwänge erkennen und verstehen

1.1 Von persönlichen Marotten zur Zwangsstörung

Haben Sie auch schon mehrmals hintereinander in Ihrer Tasche nachgeschaut, ob Sie das Flugticket für den Urlaub und den Pass wirklich eingesteckt haben? Kehren Sie beim Verlassen Ihrer Wohnung mehrmals in die Küche zurück, um zu prüfen, ob der Herd tatsächlich abgestellt ist? Sind Sie auch schon aufgestanden, um ein Bild an der Wand zurechtzurücken, das leicht schief gehangen hat? Sagen Sie »Toi, toi, toi«, wenn Sie sich gutes Gelingen wünschen, oder »Holz anlangen«, wenn Sie jemandem erzählen, dass es Ihnen in letzter Zeit gesundheitlich gut gegangen ist? Ist Ihnen auch schon mehrere Stunden lang immer wieder dieselbe Melodie durch den Kopf gegangen? Mit großer Wahrscheinlichkeit lautet Ihre Antwort auf mindestens eine dieser Fragen »Ja«.

All dies sind Erscheinungsformen »zwanghaften« Verhaltens in unserem Alltag, die uns bestens bekannt sind. Wir bezeichnen solche Verhaltensweisen in der Regel als persönliche Marotten, Gewohnheiten oder Rituale oder sprechen auch von »Ohrwürmern«, die sich in uns festgesetzt haben.

Alltägliche Gewohnheiten und Rituale

Rituale sind ein wichtiger Bestandteil des Lebens, sie prägen unseren Alltag und unser Eingebundensein in soziale Gemeinschaften in vielfältiger Weise. Ein gutes Beispiel dafür sind die kirchlichen Rituale zur Beisetzung eines Toten, die nach einem klar vorgegebenen Muster ablaufen. Aus meiner Kindheit in einem kleinen katholischen Städtchen auf dem Land erinnere ich mich noch lebhaft an diese Rituale[1]. Üblicherweise wird dort die Leiche einer verstorbenen Person zunächst drei Tage zu Hause im offenen Sarg aufgebahrt. In dieser Zeit kommen Angehörige und Freunde, um vom Verstorbenen Abschied zu nehmen und den Hinterbliebenen ihr Mitgefühl und Beileid auszusprechen. Am Tag der Beerdigung wird der Sarg dann verschlossen und in einer Trauerprozession zur Kirche geleitet, wo er erneut aufgebahrt wird. Im Rahmen des Gottesdienstes ruft der Priester dann noch einmal vor der versammelten Trauergemeinde das Leben des Verstorbenen in Erinnerung. Beim anschließenden Begräbnis wird der Sarg auf den Friedhof getragen und vor den Augen der Anwesenden in die Erde herabgelassen und mit etwas Erde bedeckt. Die ganze Trauergemeinde nimmt nun ein letztes Mal Abschied am Grab des Toten, indem sie den Sarg mit Weihwasser besprengt. Im Anschluss an die Beerdigung treffen sich Freunde und Verwandte des Verstorbenen zum sog. Leidessen und nutzen die Gelegenheit zu Gespräch und Begegnung. Etwa einen Monat nach dem Begräbnis trifft sich der engere Verwandten- und Freundeskreis erneut und gedenkt in einem Gottesdienst des Toten. Schließlich findet ein Jahr nach dem Tod das erste »Jahrgedächtnis« im Gedenken an den Verstorbenen statt und beschließt damit den kirchlich vorgegebenen Trauerprozess.

Solche Trauerrituale sind aus verschiedenen Gründen hilfreich: Sie ermöglichen zunächst einmal, die Gefühle von Trauer, Verlassensein, Wut, Schuld oder Leere im Rahmen einer konkret vorgegebenen Struktur der Abläufe zu kanalisieren. Die Rituale bieten den Hinterbliebenen viele Gelegenheiten, ihren Gefühlen freien Lauf zu lassen und auf diese Weise den erlebten Verlust zu verarbeiten. Damit werden der Abschied von der toten Person und eine Neuorientierung im Leben erleichtert. Sogar der zeitliche Rahmen dieser Rituale ist vorgegeben und gibt den Hinterbliebenen ein Jahr Zeit, um diesen Trauerprozess zu durchlaufen.

Heutzutage verstehen wir Rituale in einem sehr weiten Sinn, oft ohne transzendenten Charakter. Viele unserer alltäglichen Tätigkeiten wie Essen, Zubettgehen, der Gang zur Toilette oder Waschen sind genau festgelegt und verlaufen nach den Regeln eines persönlichen Rituals. Wo kämen wir beispielsweise hin, wenn manche alltäglichen Verrichtungen wie etwa unsere Gestaltung des Morgens nicht immer wieder gleich ablaufen würden, sondern an jedem Tag neu geplant werden müssten? Das täglich mehr oder weniger gleich verlaufende Ritual vom Abstellen des Weckers bis zum Kaffeetrinken mit dem Blick in die Morgenzeitung gibt uns Struktur und Sicherheit. Und falls einmal der Kaffee ausgegangen ist oder die Morgenzeitung noch nicht im Briefkasten steckt, reagieren wir darauf irritiert oder ärgerlich, weil wir uns in unserem gewohnten Handlungsablauf gestört fühlen. Manche Menschen fühlen sich durch derartige ungeplante und unvorhergesehene Ereignisse dermaßen gestört, dass sie ihnen den ganzen Tag verderben.

Dies weist darauf hin, dass viele der immer wieder nach demselben Muster verlaufenden Abläufe nicht nur für Kinder, sondern auch für gesunde erwachsene Menschen wichtige Funktionen im Alltag erfüllen, wie es gemeinschaftliche Rituale bei bestimmten Lebensereignissen auch vermögen. Rituale geben uns Struktur im Leben. Sie erleichtern den Alltag und entlasten unser Gedächtnis und unser Gehirn; schließlich vermitteln sie Sicherheit und beruhigen.

Bei ihrer Verhinderung entstehen meist Irritation, Ärger und Unbehagen. Bei diesen Ritualen sprechen wir vielleicht dann von persönlichen Marotten, wenn sie eher ungewöhnlich und wenig flexibel sind. Es handelt sich dabei jedoch nicht um Verhaltensgewohnheiten, die das Leben beeinträchtigen. Im Gegenteil, es sind oft Strukturierungshilfen für das Leben und dessen Bewältigung. Der Unterschied zwischen alltäglichen persönlichen Marotten und pathologischen Zwangsritualen lässt sich auch daran erkennen, dass der Gesunde bei Unsicherheit gewöhnlich nur einmal kontrolliert und damit Sicherheit gewinnt, der von Zwängen Geplagte jedoch auch nach mehrfachen Kontrollen unsicher bleibt.

Was unterscheidet den Ohrwurm von einem Zwangsgedanken?

Im alltäglichen Leben kennen wir nicht nur »zwanghafte« ritualisierte Verhaltensweisen, sondern auch das Phänomen aufdringlicher Gedanken, die uns eine Zeit lang beschäftigen und danach wieder wie von selbst verschwinden. Ein gutes Beispiel dafür sind »Ohrwürmer« in Form von wiederkehrenden Melodien. So geht uns beispielsweise bereits während der Morgentoilette eine bestimmte Melodie durch den Kopf, an die wir in der Folge immer wieder denken, die wir vielleicht summen oder pfeifen. Vielleicht sogar versuchen wir, das Lied zu erkennen und seine Fortsetzung zu erinnern. Irgendwann im Verlauf des Morgens verschwindet diese Melodie dann wieder aus unserem Kopf und wir wissen weder, weshalb sie sich vorübergehend festgesetzt hat, noch, was sie wieder zum Verschwinden gebracht hat.

Der Vorgang beim Ohrwurm unterscheidet sich nicht grundsätzlich von dem, worunter Menschen mit Zwangsgedanken leiden, dass nämlich bestimmte Gedanken ungewollt und immer wieder aufkommen. Doch löst eine ständig wiederkehrende Melodie eher angenehme Gefühle aus, sodass es keinen Grund gibt, dagegen anzukämpfen. Der gedankliche Impuls einer fürsorglichen Mutter dagegen, »ich könnte mein Kind an die Wand werfen«, der ihr in dem Moment zum ersten Mal kommt, als ihr Sohn bei einem Trotz- und Tobsuchtsanfall eine schöne Vase zerschlagen hat, wirkt in höchstem Maß beunruhigend. Einen solchen Gedanken hat die Mutter bisher nie gehabt und sie erschrickt sehr darüber, dass sie so etwas überhaupt denken kann. Ist denn ihr Sohn nicht das Wichtigste in ihrem Leben? Wie kann sie sich dazu hinreißen lassen, so etwas Fürchterliches zu denken? Und schlimmer noch: Könnte es nicht sein, dass sie sich dazu hinreißen lassen würde, ihrem Sohn tatsächlich etwas Schlimmes anzutun? Immer wieder liest man ja in Zeitungen, dass Eltern ihre Kinder umgebracht haben. Wer kann ihr denn garantieren, dass ihr so etwas nicht selbst passieren könnte?

Der entscheidende Unterschied zwischen einem »Ohrwurm« und einem Zwangsgedanken liegt nun aber nicht darin, dass der Ohrwurm häufig angenehmer erscheint, sondern darin, wie solche Phänomene bewertet und welche Konsequenzen daraus gezogen werden. Für die fürsorgliche Mutter liegt es nahe, gegen einen solchen Gedanken mit allen Mitteln anzukämpfen, obwohl es sich »nur um einen Gedanken« handelt. Doch gerade dieses Dagegen-Ankämpfen verschlimmert das Problem nur noch und führt meistens dazu, dass der unterdrückte Gedanke verstärkt auftritt und sich die Mutter zunehmend als eine Bedrohung für das Leben ihres Sohnes betrachtet und alles daransetzt, um dessen Leben zu schützen. Wenn es der fürsorglichen Mutter jedoch gelänge zu akzeptieren, dass einem in gewissen (Überforderungs-)Situationen ein solcher Gedanke schon einmal kommen kann, würde er wahrscheinlich wieder verschwinden – wie der »Ohrwurm«, der irgendwann im Laufe des Tages von selbst wieder verschwindet.

Wir wissen heute, dass etwa 90% der Bevölkerung ab und zu von plötzlich auftauchenden Gedanken gestört werden. Es handelt sich dabei um Ideen, Gedanken oder Impulse, die negativ sind, unverhofft auftreten und seelische Abläufe stören. Die Betroffenen halten diese aufdringlichen Gedanken für inakzeptabel und empfinden sie als unangenehm. Wir wissen auch, dass sich solche Gedanken inhaltlich weitgehend mit den bei einer Zwangsstörung auftretenden Gedanken überschneiden. Daraus können wir folgern, dass der Übergang von aufdringlichen Gedanken zu Zwangsgedanken nicht primär an den Inhalten festzumachen ist, sondern wohl eher an der Art und Weise, wie Betroffene auf solche bedrängenden Gedanken reagieren.

Magisches Denken und Aberglauben

Magisches Denken und Aberglauben sind weit verbreitete Phänomene, die bei erwachsenen Menschen genauso wie bei Kindern zu beobachten sind. Von Freitag dem 13. über die schwarze Katze, die von links kommend unseren Weg kreuzt, über die Lottozahlen, die wir anhand der Daten wichtiger Lebensereignisse ausfüllen, kennen wir alle eine Fülle von magischen und abergläubischen Befürchtungen, die mit bestimmten Vorkommnissen verknüpft sind. Und wenn wir dazu aufgefordert würden, unserer nächsten Bezugsperson etwas ganz Schlimmes zu wünschen und diesen »Wunsch« auch noch auf Papier festhalten sollten, würden wir dies nie tun, obwohl wir genau wissen, dass es nur ein Gedanke ist. Dies zeigt deutlich, wie groß die Macht von Gedanken ist, aber auch, wie aussichtslos es ist, jemanden davon zu überzeugen, dass seine abergläubischen Gedanken irrational sind.

Der Übergang von persönlichen Marotten zu Zwangsritualen und von normalen aufdringlichen Gedanken zu Zwangsgedanken lässt sich eher quantitativ als qualitativ beschreiben: Die immer wiederkehrenden Gedanken werden intensiver und bedrohlicher erlebt, die zwanghaften Verhaltensweisen und -rituale breiten sich zunehmend aus. Bei ihrer Unterlassung oder Verhinderung verspüren die Betroffenen so starkes Unbehagen und Angst, dass sie sie weiterführen müssen. Sie werden dadurch in ihrer Lebensführung zunehmend behindert und leiden darunter. Obwohl Menschen mit einer Zwangsstörung erkennen, dass ihre Gedanken und ihr Verhalten unangebracht und übertrieben sind, können sie sich davon nur schwer distanzieren.

Das Wesen einer Zwangsstörung

Sie wissen, wie unangenehm es ist, wenn Sie sich ständig über etwas Sorgen machen. Kaum haben Sie das Haus verlassen, schießt Ihnen plötzlich der Gedanke durch den Kopf: »Habe ich den Herd auch wirklich ausgeschaltet?« Sie versuchen sich zu beruhigen, doch ein paar Sekunden später geht Ihnen der Gedanke erneut durch den Kopf: »Habe ich ihn wirklich ausgeschaltet?« Und mit einem Mal fangen Sie an, sich die schrecklichen Konsequenzen auszumalen, wenn Sie ihn nicht ausgeschaltet hätten: »Wenn ich ihn nicht ausgeschaltet habe, wird er glühend rot vor Hitze und die darüber liegende Ablage aus Holz wird sich entzünden. Die ganze Küche beginnt zu brennen. Dann brennt das ganze Haus ab!« Ihre Befürchtungen beginnen sich zu verselbstständigen, die Vorstellung löst bei Ihnen großes Unbehagen, Anspannung und Angst aus, und Sie werden dieses Schreckensbild nicht mehr los, sosehr Sie sich auch bemühen. Es ist nicht überraschend, dass Sie nach Wegen suchen, um solche Befürchtungen wieder – und sei es nur vorübergehend – loszuwerden. Sie hoffen darauf, die quälenden Gedanken abzuschütteln bzw. die befürchteten schrecklichen Konsequenzen vermeiden zu können. Vielleicht gehören Sie zu den Menschen, die sich durch das ständige Wiederholen bestimmter Handlungen oder Gedanken Erleichterung verschaffen. Obwohl diese Verhaltensweisen unangenehm und demütigend für Sie sind, scheint es für Sie die einzige Möglichkeit zu sein, um Ihre Befürchtungen zu kontrollieren. Jedes Mal, wenn Sie von bestimmten Gedanken geängstigt werden, befällt Sie der Zwang, ein bestimmtes Ritual durchzuführen. Die folgende Abbildung veranschaulicht diese Abfolge:

Zwangsgedanken
Wiederkehrende, sich aufdrängende, beängstigende Gedanken,
Impulse oder Bilder
mit negativen, belastenden Inhalten

↓

Unbehagen
Unsicherheit, Angst, Anspannung,
Ekel, Scham

↓

Zwangsrituale
Von Ihnen eingesetzte Handlungen
oder Gedanken zur Beruhigung

↓

Erleichterung
Unbehagen und Angst
verschwinden vorübergehend

Typischerweise umfassen Zwangsstörungen Zwangsgedanken und Zwangshandlungen. Im angloamerikanischen Sprachraum wird daher die Zwangsstörung als »Obsessive-Compulsive Disorder« (OCD) bezeichnet. Bestimmte Situationen, Personen oder Objekte lösen bestimmte Zwangsgedanken aus, die zu Zwangshandlungen führen. Bei zwei Dritteln der Betroffenen kommen Zwangsgedanken und -handlungen gleichzeitig vor.

Zwangsgedanken

Zwangsgedanken sind lästige unwillkürliche Gedanken, Impulse oder bildhafte Vorstellungen, die sich einer Person aufdrängen. Je unannehmbarer und abstoßender ein solcher aufdringlicher Gedanke für die betroffene Person ist, umso unbehaglicher und ängstlicher wird sie sich fühlen.

Hat sich ein Zwangsgedanke erst einmal festgesetzt, wird er von Gefühlen des Unbehagens und der Angst begleitet und von dem Drang, diesen Zwangsgedanken oder seine befürchteten Konsequenzen zu »neutralisieren«. Dieser Drang manifestiert sich in zwanghaftem Verhalten (wie z. B. Waschen, Kontrollieren), das mit dem Ziel ausgeführt wird, das erlebte Unbehagen oder das Risiko eines Unglücks zu vermindern.

Zwangshandlungen

Offene oder verdeckte Zwangshandlungen als willkürliche Reaktion auf Zwangsgedanken (sog. »Neutralisierungen«) sind meistens stereotype Verhaltensweisen, die nach eigenen, selbst definierten Regeln erfolgen. Sie führen zu einer vorübergehenden Erleichterung bzw. sind mit der Vorstellung verbunden, dass die Angst ansteigt, wenn diese Verhaltensweisen nicht ausgeführt werden.

Zu den neutralisierenden Verhaltensweisen zählen nicht nur Handlungen, sondern auch mentale Aktivitäten, wie etwa das bewusste und absichtliche Denken eines anderen (Gegen-) Gedankens als Reaktion auf den Zwangsgedanken. Verdeckte Zwangshandlungen wie z. B. Beten, Zählen, Grübeln dienen ebenfalls der Beruhigung der Person. Sie sollten nicht mit den Zwangsgedanken verwechselt werden, obwohl sie manchmal kaum davon zu unterscheiden sind.

Als einfache Faustregel zur Unterscheidung der beiden Formen von Gedanken können wir die Frage nach der Funktion stellen: Zwangsgedanken sind »Aufputscher«[2], weil sie sich als unkontrollierbare und extrem negative Gedanken in Form von Befürchtungen, Zwangsimpulsen oder Zwangsbildern dem Betroffenen aufdrängen. Dagegen sind Denkzwänge und andere im Kopf ablaufende Rituale »Beruhiger«, weil sie dazu dienen, Ängste zu reduzieren und Unheil von sich und anderen abzuwenden.

Ablaufdynamik

Die Unterscheidung zwischen Zwangsgedanken und Zwangshandlungen/Zwangsritualen ist für das Verständnis von Zwängen und ihrer Dynamik wesentlich.

Außer vielfältigen Versuchen, beunruhigende Zwangsgedanken und Befürchtungen zu neutralisieren, entwickeln Personen mit einer Zwangsstörung auch ein ausgesprochenes Vermeidungsverhalten. Es werden insbesondere jene Situationen gemieden, die Zwangsgedanken auslösen könnten, die wiederum zu zeitaufwendigen und demütigenden Zwangshandlungen führen könnten. In der Regel versuchen wir alle unangenehme Gefühle zu vermeiden, indem wir entsprechende Situationen meiden. Personen mit einer Zwangsstörung tun dies ebenfalls. Aber sie haben zusätzlich noch eine weitere Möglichkeit entdeckt, wie sie mit unangenehmen Gefühlen umgehen bzw. solche vermeiden können, nämlich durch das Ausführen von Zwangsritualen zur Neutralisierung solcher Gefühle. Die Neutralisierung erfolgt entweder durch offene Zwangshandlungen (z.B. Waschzwang) oder verdeckte Zwangshandlungen (z.B. Grübelzwang), die auch als kognitive Rituale (Denkzwänge) bezeichnet werden. Sämtliche Neutralisierungen in Form von Zwangsritualen zielen darauf ab, unangenehme Gefühle wieder auf ein erträgliches Maß zu reduzieren bzw. deren Aufkommen präventiv zu verhindern. Da dies in der Regel auch gelingt, werden Zwangsrituale immer wieder ausgeführt und halten sich somit selbst am Leben. Damit schließt sich der Teufelskreis.

1.2 Typische Erscheinungsbilder der Zwangsstörung

Zwangsstörungen können eine unglaubliche Vielfalt an Formen und Variationen annehmen. Gemeinsam ist den verschiedenen Zwängen ihre Ablaufdynamik: In den allermeisten

Fällen bestehen sie aus einer »aufputschenden« und einer »beruhigenden« Komponente. So genannte Zwangsgedanken in Form von belastenden Gedanken, Impulsen oder bildhaften Vorstellungen putschen Betroffene auf, indem sie großes Unbehagen oder Angst erzeugen. Zwangsrituale als Reaktion auf das Unbehagen und die Angst dienen dazu, sich wieder zu beruhigen. Trotz der großen Vielfalt gibt es häufig auftretende typische Erscheinungsbilder von Zwängen. Diese typischen Erscheinungsformen sollen im Folgenden charakterisiert und anhand von kurzen Fallbeispielen verdeutlicht werden.

Zwangsgedanken

Das Charakteristische der Zwangsgedanken besteht darin, dass sie sich in der Regel auf Themen beziehen, die die davon betroffene Person als abstoßend empfindet und die in völligem Widerspruch zu ihrem Wertesystem stehen. Je unannehmbarer ein solcher aufdringlicher Gedanke ist, desto unbehaglicher fühlen sich die Betroffenen. Es liegt daher nahe, dass sie versuchen, sich gegen solche Gedanken zu wehren, meist ohne viel Erfolg. Denn je wichtiger es ist, an etwas Bestimmtes nicht zu denken, desto sicherer wird der vermiedene Gedanke erneut auftreten. Wenn Sie z. B. zunächst aufgefordert werden, sich ganz intensiv eine blaue Giraffe vorzustellen, und Ihnen danach strikt verboten wird, in den nächsten zehn Minuten an eine blaue Giraffe zu denken, werden Sie feststellen, dass Ihnen dies nicht gelingen wird.

Bei den aufputschenden Zwangsgedanken unterscheiden wir drei unterschiedliche Erscheinungsformen: Gedanken, Impulse und bildhafte Vorstellungen.

Gedanken

Aufdringliche Gedanken bestehen häufig in der Befürchtung eines bevorstehenden Unheils, das andere, nahe stehende

Bezugspersonen oder auch die eigene Person treffen könnte. Die Betroffenen glauben, daran irgendwie schuld zu sein, und fühlen sich für die Abwendung der Katastrophe verantwortlich. Sie fühlen sich veranlasst, etwas dagegen zu unternehmen oder bestimmte Gefahren-Situationen zu vermeiden.

● Herr D., ein 46-jähriger Architekt, führt mit zwei Kollegen zusammen ein kleines Planungsbüro zur Sanierung von Altbauten. Sein vor drei Jahren verstorbener Vater hatte unter Vergiftungsängsten gelitten und im Kreise der 3-köpfigen Familie ein isoliertes Leben geführt. Auch Herr D. lebt ziemlich isoliert und kontaktiert regelmäßig nur seine Mutter, in deren Haus er immer noch wohnt, sowie seine langjährige Freundin Jacqueline. Er geht zwar in sein Büro, doch dieses ist – weil einer seiner beruflichen Partner homosexuell ist – zu einer Hauptquelle seiner Ängste geworden. Herr D. leidet unter verschiedenen immer wieder auftretenden Gedanken, die ihm das Leben zur Hölle machen. Er teilt diese Gedanken in folgende zwei Kategorien ein:

»Festfresser«: Darunter versteht er aufdringliche Gedanken, die er nicht mehr loswird bzw. erst, wenn gewisse rituelle Nachprüfungen erfolgt sind: »Bin ich homosexuell?«; »Meinen Sie, weil ich dies oder jenes gesagt habe, ich sei homosexuell?«; »Könnte es sein, dass ich homosexuell bin, weil mir dieses Männerbein aufgefallen ist?« Herr D. berichtet, dass eine Seite von ihm in den meisten Fällen wisse, dass sein Verdacht unbegründet sei bzw. was die mit der Beruhigungsfunktion betraute Person ihm antworten werde. Trotzdem fühle er sich zu wiederholten, ihn auch demütigenden Telefonaten mit ihr gedrängt.

Angst vor Ansteckung, insbesondere AIDS: Diese Angst trete vor allem bei Begegnungen mit seinem homosexuellen Bürokollegen auf, aber auch bei seiner Freundin Jacqueline. Vielleicht sei sie seit 15 Jahren HIV-positiv, wisse es aber nicht. Herr D. hat zur Beruhigung seiner Ängste derart oft die Dienste der AIDS-Beratung in Anspruch genommen, dass deren Mitarbeiter ihn gebeten haben, andere Ventile für seine Ängste zu suchen. Herr D. hat auch schon

Experimente unternommen hinsichtlich des Risikos, dass vom WC-Schüssel-Boden »pathogene« Tröpfchen auf ihn zurückspritzen könnten.

Herr D. hat mittlerweile praktisch sämtliche risikobefrachteten Kontakte eingestellt. Um der Gefahr des drohenden Beziehungsabbruchs seitens Jacqueline entgegenzuwirken, fasste er sich neulich ein Herz, besuchte sie zu Hause und überbrachte ihr eine schöne Rose als Zeichen der Freundschaft. Leider verletzte er sich bei der Übergabe der Rose an einem Dorn und blutete am rechten Zeigefinger. Siedend heiß schoss ihm in dem Moment der Gedanke durch den Kopf, die Frau im Blumenladen könnte mit AIDS-infiziert gewesen sein und sich an demselben Dorn verletzt haben, sodass sich auf diesem Weg das Virus auf ihn übertragen haben könnte. Dieser Gedanke wurde so übermächtig und bedrohlich, dass Herr D. in der Folge über zwanzig Mal denselben Arzt anrief und von ihm wissen wollte, ob eine Übertragung des AIDS-Virus auf diesem Weg möglich sei. Dass dadurch der zur Versöhnung geplante Abend platzte, ist bloß ein weiteres tragisches Detail dieser Geschichte. ●

Die Zwangsgedanken in diesem Beispiel treten hauptsächlich in Form von Befürchtungen auf, die sich meistens aufgrund der Konfrontation mit bestimmten Situationen, Ereignissen, Objekten oder Personen einstellen (z. B. »kann dieser Dorn das AIDS-Virus übertragen?«).

Tatsächlich existieren in unserem Alltag unzählige Situationen, die potenziell eine Gefahr darstellen und Anlass zu Besorgnis geben könnten: von mit Putzmitteln verseuchten Böden über möglicherweise beschädigte Autoreifen, die zu einem plötzlichen Platzen der Reifen führen könnten, bis zum mit Bazillen infizierten Brotmesser etc. Würden wir versuchen, immer auf Nummer sicher zu gehen und jedes mögliche Risiko einer Gefährdung 100-prozentig auszuschließen, stünden wir von frühmorgens bis spätabends unter ängstlicher Anspannung und kämen mit der Bewältigung unserer geplanten Tätigkeiten überhaupt nicht nach. Wir müssten permanent

Dinge kontrollieren und uns absichern, dass kein Unheil passiert. Und sosehr wir uns auch darum bemühten, immer würden gewisse Zweifel an einem möglichen Restrisiko bestehen bleiben. Auch wenn der Arzt Herrn D. zum x-ten Mal versichert hat, dass eine AIDS-Übertragung auf diesem Weg höchst unwahrscheinlich sei, kann er dieses Risiko nicht 100-prozentig ausschließen, und wenn er dies trotzdem versuchte, woher nähme er diese Sicherheit? Alle Versuche, Befürchtungen mit letzter Gewissheit zu entkräften, sind demnach von vorneherein zum Scheitern verurteilt.

Impulse

Zwangsimpulse zeichnen sich dadurch aus, dass sie Betroffene plagen, etwas zu tun, was sie niemals im Leben tun würden, weil es ihrer persönlichen Werthaltung völlig zuwiderläuft. Beispiele dafür sind der fromme Christ, der den gedanklichen Impuls verspürt, in der Kirche laut zu rufen »Jesus ist ein Schwein!«, der Pazifist, der aggressive Impulse verspürt und mit Waffengewalt einen Konflikt lösen »möchte«, der sexuell Gehemmte, der von Vergewaltigungsfantasien übermannt wird, oder die fürsorgliche Mutter, die unter gedanklichen Impulsen leidet, sie könnte ihrer kleinen Tochter ein Leid antun.

Der Inhalt der gedanklichen Impulse der unter einer Zwangsstörung leidenden Menschen beinhaltet das pure Gegenteil von dem, was ihnen im Leben lieb und teuer ist. Deshalb besteht auch nicht die geringste Gefahr, dass sie solche Zwangsimpulse jemals in die Tat umsetzen würden. Ganz anders ist es bei Personen mit einer Störung der aggressiven Impulskontrolle, die sich oft über lange Zeit hinweg lustvolle sadistische Vorstellungen aufbauen, bis die fantasierten Vorstellungen nicht mehr genügend Befriedigung verschaffen und die Person ihre Vorstellungen in die Tat umsetzen muss. Im Unterschied zu Personen, die ihre aggressiven oder sexuellen Impulse nicht mehr kontrollieren können, besteht bei Personen mit einer Zwangsstörung nie auch nur das geringste

Risiko, dass sie einen zwanghaften Impuls in die Tat umsetzen könnten. Denn ihre Vorstellungen drängen sich ungewollt-unwillkürlich auf und bereiten niemals Lust, sondern werden als abstoßend empfunden. Und obwohl die Vorstellungen ihren sämtlichen Werten und Richtlinien widersprechen, verlassen sich Betroffene von Zwangsimpulsen nicht 100-prozentig darauf, dass keine Gefahr ihrer Umsetzung besteht. Nicht, weil sie vielleicht doch schlechte Menschen sind, sondern weil es in keinem Lebensbereich so etwas wie 100-prozentige Sicherheit gibt, schon gar nicht auf alle Zukunft bezogen. Sie erleben solche Impulse als höchst bedrohlich und versuchen, dagegen anzukämpfen. Doch weil diese Versuche in der Regel nicht fruchten, sondern im Gegenteil zur Verfestigung des Gedankens beitragen, wird alles unternommen, um sich und andere vor einer Umsetzung der gedanklichen Impulse zu schützen.

● Frau M. lebt mit ihrer 7-jährigen Tochter aus erster Ehe und ihrem heutigen Partner zusammen. Vor 6 Jahren, als sie sich mit ihrer Tochter im Kinderwagen in einem großen Einkaufszentrum befand – erkältet, gestresst, hungrig –, wurde ihr plötzlich schwindlig. Sie fühlte sich wie in Watte und dachte: »Nur nicht ohnmächtig werden, sonst könnte meiner Tochter etwa passieren!« Damals nahm eine Angstspirale ihren Anfang, aufgrund derer Frau M. über längere Zeit mit ihrer Tochter nicht mehr alleine das Haus verlassen konnte. Stets befürchtete sie, sie könnte erneut ohnmächtig werden und ihre Tochter hilflos ihrem Schicksal überlassen, wofür sie verantwortlich wäre. Eines Tages wurde Frau M. dann zu Hause ganz plötzlich von dem Gedanken überwältigt, sie selbst könnte ihrer Tochter etwas Schlimmes antun. Dieser Gedanke ließ sie fortan nicht mehr los. Und obwohl sie genau wusste, dass sie ihrer geliebten Tochter niemals absichtlich ein Leid zufügen könnte, trat der beunruhigende Gedanke immer wieder auf und erschreckte Frau M. über alle Maßen. Sie fing an zu glauben, dass sich in ihrem Innern irgendein gewaltsames Monster verstecke, das irgendwann völlig gegen ihren Willen zuschlagen würde. Vor allem in der Nacht, wenn sie schlaftrunken erwache und sich nicht völlig unter Kontrolle habe, könne dieses Monster plötzlich zuschlagen und sie dazu bringen, ihrer Tochter ein Leid anzutun. Dieser Gedanke war für Frau M. dermaßen belastend, dass sie sich künftig nicht mehr traute, alleine mit ihrer Tochter in ihrer Wohnung zu übernachten. Wann immer ihr Lebenspartner außer Haus übernachtete, rief Frau M. ihre Mutter oder ihre jüngere Schwester an und bat sie, die Nacht bei ihr in ihrer Wohnung zu verbringen. Erschwerend kam für Frau M. dazu, dass sie ihre gedanklichen Impulse über Jahre hinweg für sich behielt und sich nicht getraute, jemandem davon zu erzählen. ●

Zwangsimpulse sind für davon Betroffene extrem belastend, weil sie einerseits wegen ihres Inhalts (»eine solche Tat wäre fürchterlich«) und andererseits wegen der Tatsache erschrecken, solche Gedanken überhaupt zu haben (»was bin ich für ein Mensch, dass ich so etwas denken kann?«). Sie können auch schlecht abschätzen, wie real denn die Gefahr ist, einen solch fürchterlichen Gedanken in die Tat umzusetzen. Immer wieder hört oder liest man schließlich von Menschen, die solche Taten begangen haben. Deshalb gilt für die Betroffenen, jedes mögliche Risiko auszuschalten, indem sie in ihren Augen »gefährliche« Situationen zu vermeiden oder sich abzusichern versuchen, was mit einer immer größeren Einschränkung der Lebensführung verbunden ist.

Bildhafte Vorstellungen

Zwangsgedanken können auch die Form von bildhaften Vorstellungen annehmen, von denen Betroffene bedrängt werden und nicht mehr loskommen. Horrorbilder von schrecklichen Unfällen, Bilder von Leichenbergen, Bilder von Menschen, die massakriert werden, usw. können sich dermaßen einprägen und ängstigen, dass die Betroffenen mithilfe von Zwangsritualen nach Wegen suchen, um sich wieder zu beruhigen.

● Frau E., eine 35-jährige verheiratete Hausfrau mit einer kleinen Tochter, berichtet über einen schrecklichen »Verfolgungswahn«, der sie seit 17 Jahren plage. Damals habe sie mit ihrem Freund zusammen im Kino einen Film gesehen, der so schrecklich gewesen sei, dass er sie bis heute nicht mehr loslasse. Über den Inhalt des Films kann sich Frau E. nur sehr vage und unter größter Überwindung äußern (»das, was vor 50–60 Jahren in Deutschland passiert sei«), den Titel des Filmes kann sie nicht angeben. Sie sei damals 18 Jahre alt gewesen und werde seither tagtäglich an Bilder und Namen dieses schrecklichen Filmes erinnert. Die Gedanken daran kämen jeden Morgen nach dem Erwachen und müssten zunächst mit anderen Gedanken »überdeckt« werden (indem sie sich aktiv an Szenen anderer Filme erinnere, die sie etwa zur selben Zeit im Kino gesehen hatte), bevor sie sich in der Lage fühle, ihren Alltag zu bewältigen. Auch tagsüber müsse sie bei vielen Handlungen das »Richtige« denken. Manchmal müsse sie dies den ganzen Tag durchspielen, was sie fast zum Wahnsinn treibe. Sie könne auch nicht Radio hören, fernsehen, Zeitung lesen, in die Stadt gehen, aus Angst vor einer Konfrontation mit dem Gesehenen. Wenn sie trotzdem irgendwo an »das« erinnert werde (z. B. durch ein aufgemaltes Hakenkreuz), fühle sie sich wie befleckt. Um die Befleckung zu »lösen«, müsse sie bestimmte Gedanken denken und alle Kleider, die sie an diesem Tag getragen habe, wegwerfen. Seit einigen Jahren versuche sie, ihre Probleme mit einem Liter Rotwein pro Tag zu »ertränken«. ●

Bildhafte Vorstellungen veranlassen Betroffene, dagegen anzukämpfen bzw. Situationen zu vermeiden, in denen sie mit solchen Bildern konfrontiert werden könnten.[3] Die für eine Zwangsstörung spezifischen Merkmale, diese Bilder zu bewältigen, sind im Beispiel von Frau E. deutlich zu erkennen: Mithilfe von Denkzwängen (mit schöneren Bildern die schrecklichen überdecken; das »Richtige« denken), mit gedanklichen Ritualen versucht Frau E. willkürlich und aktiv, sich zu beruhigen, was ihr jeweils auch kurzfristig gelingt.

Zwangshandlungen/Zwangsrituale

Zwangsrituale sind offene oder verdeckte Zwangshandlungen, die von den Betroffenen willkürlich praktiziert werden, um unangenehme Gefühle zu vermeiden bzw. sich davon wieder zu beruhigen. Verschiedene Formen von ritualisierten Handlungen dienen dazu, beunruhigende Gefühle zu vermeiden oder zu reduzieren. Die Zwangsrituale lassen sich unterscheiden nach der Art der dabei ausgeübten Handlungen – Kontrollieren, Reinigen, Ordnen, Aufbewahren – und nach ihrer Form: Wiederholen, Verlangsamen, Grübeln in Gedanken.

Kontrollzwang

Beim Kontrollzwang will eine Person sicher sein, dass weder sie noch andere zu Schaden kommen, für die sie sich verantwortlich fühlt. Die Angst vor einer selbst zu verantwortenden Katastrophe ist die treibende Kraft und führt dazu, dass jemand immer wieder kontrolliert, um Sicherheit zu erlangen. Dutzende Male kehrt er vielleicht nach Hause zurück, um sich zu vergewissern, dass der Herd wirklich ausgeschaltet und die Wohnungstür tatsächlich abgeschlossen ist. Und selbst wenn er vor der verschlossenen Tür steht, stellt sich bei ihm nicht die Gewissheit ein, dass sie wirklich verschlossen ist. Er sieht zwar, dass die Türe zu ist, aber er traut seinen Sinnen nicht, weil sich das Gefühl von Gewissheit einfach nicht einstellen will. Kontrollzwänge treten häufig auch im Arbeitsumfeld auf, wobei bestimmte Arbeiten immer wieder kontrolliert werden, um Fehler und damit auch soziale Kritik zu vermeiden. Bereits durchgeführte Kontrollen werden dabei häufig wiederholt, weil Zweifel an ihrer Richtigkeit aufkommen und weil das Gefühl ausbleibt, dass die Sache in Ordnung ist. Zur persönlichen Rückversicherung werden oft enge Bezugspersonen herangezogen, an die dann die Verantwortung für die Richtigkeit delegiert wird.

● Herr A. ist 22 Jahre alt und von Beruf Pharma-Assistent. Nach einer erfolgreich absolvierten Lehre in einer Apotheke mit klarer Regelung der Verantwortlichkeiten hat er vor zwei Jahren eine Stelle in einer Apotheke angetreten, in der alles etwas legerer läuft. Herr A. musste sehr schnell in die Fußstapfen seiner schwangeren Kollegin treten, die den Betrieb jahrelang kompetent geleitet hatte. Eines Tages bedient er zwei Personen, die anonym die Qualität der Bedienung in dieser Apotheke prüfen und in der Folge ein sehr schlechtes Rating abgeben, weil Herrn A. ein dummer Fehler in der Beratung unterlaufen ist. Herr A. fühlt sich durch die ihm übertragene Verantwortung überfordert und bekommt zunehmend Zweifel, ob er die richtigen Medikamente in der richtigen Dosierung abgibt. Insbesondere die Abgabe von Methadon an Drogenabhängige bereitet ihm große Probleme, weil er sich danach oft sehr verunsichert fühlt, ob die Dosis richtig war. Dieses Problem hat er wieder etwas besser in den Griff bekommen unter Zuhilfenahme eines klaren Ablaufschemas und des festen Vorsatzes, einen Arbeitsgang von A – Z zu erledigen und sich durch nichts ablenken zu lassen. Doch seit einiger Zeit tritt diese Verunsicherung auch bei potenziell gefährlichen Medikamenten auf, sodass Herr A. panische Angst mit Schweißausbrüchen bekommt und auch schon bis zu fünf Mal einen Kunden zu Hause angerufen hat, um seine Zweifel hinsichtlich der richtigen Dosis zu besänftigen. Die Arbeit, die ihm bis dahin großen Spaß bereitet hat, wird zunehmend belastender, und auch zu Hause hat er vor kurzem damit angefangen, den Herd lange und mehrmals zu kontrollieren, um festzustellen, ob er ihn tatsächlich ausgeschaltet hat. Herr A. fühlt sich aufgrund seiner Probleme zunehmend erschöpft und zieht ernsthaft einen Stellenwechsel in eine Drogerie in Erwägung, da er dort weniger mit gefährlichen Substanzen konfrontiert wäre. ●

Menschen, die unter einem Kontrollzwang leiden, sehen sich gezwungen, ständig etwas zu kontrollieren, um eine »Katastrophe« zu verhindern. Die häufigsten Formen des Kontrollzwangs sind, sich zu vergewissern, ob der Herd oder elektrische Geräte ausgeschaltet sind, um keinen Brand zu verursachen, nachzuprüfen, ob Fenster und Türen verriegelt sind, damit kein Einbrecher eindringen kann, eine Arbeit immer wieder zu überprüfen, um Fehler und folglich Kritik zu vermeiden, eine Strecke nochmals abzufahren, um ganz sicherzugehen, dass niemand angefahren und verletzt wurde. Betroffene kontrollieren eine Sache ein erstes Mal und zweifeln dann sofort daran, ob sie richtig kontrolliert haben. Deshalb müssen sie sich noch einmal vergewissern usw. und so fort. Manche Menschen sind stundenlang in diesem frustrierenden Kreislauf von Überprüfen, Zweifeln und erneutem Prüfen gefangen. Um sich etwas Erleichterung zu verschaffen, übertragen sie darum oft Aufgaben (z. B. das Haus abschließen) an andere Personen.

Persönliche Verantwortung und Schuld sowie Angst vor Kritik und Ablehnung sind die charakteristischen Befürchtungen bei Personen mit Kontrollzwängen. Die Kontrollen sind meistens ritualisiert und erfolgen nach einem bestimmten Ablauf (z. B. 5-mal, 20-mal eine Lampe an- und ausschalten, um ganz sicherzugehen, dass sie aus ist). Die Kontrolle wird immer stärker zu einer Gefühlssache. Nicht mehr die eigenen Sinne und der gesunde Menschenverstand entscheiden darüber, ob etwas »in Ordnung« ist, sondern die Gefühle, die jedoch nicht dafür geschaffen sind, zu beurteilen, ob eine Lampe ausgeschaltet oder der Wasserhahn abgedreht ist. Dementsprechend werden die Kriterien dafür, wann etwas in Ordnung ist, zunehmend schwammiger, sodass oft erst die persönliche Erschöpfung zum Abbruchkriterium für die zwanghaften Kontrollen wird.

In vielen Fällen dienen Kontrollzwänge dazu, Selbstunsicherheit sowie Angst vor Kritik und Ablehnung durch andere zu reduzieren. Manche Betroffene leiden an sozialen Defiziten (z. B. mangelnder sozialer Kompetenz, Entscheidungsschwierigkeiten). Sie versuchen, solche Defizite dadurch zu kompensieren, dass sie besonders ordentlich, genau, gewissenhaft und zuverlässig arbeiten. Sie möchten auf diese Weise sicherstellen, ja geradezu »erzwingen«, von ihren Vorgesetzten akzeptiert und gelobt zu werden. Wenn nun trotz des äußerst pflichtbewussten Verhaltens positive Rückmeldungen ausbleiben oder gar Kritik am Verhalten der Betroffenen geäußert wird (z.B. zu langsam und ineffizient zu arbeiten), kann dadurch ein regelrechter Teufelskreis in Gang gesetzt werden: Durch immer mehr Zwangsverhalten (z.B. Kontrollieren) wird immer weniger soziale Anerkennung erreicht, sondern zunehmend Kritik und Ablehnung provoziert, worauf die Betroffenen mit einer weiteren Intensivierung des Zwangsverhaltens antworten, weil sie keine andere Möglichkeit haben, auf Kritik und Ablehnung zu reagieren.

Manche Menschen versuchen auch, Verunsicherungen infolge neuer Lebenssituationen und Veränderungen mit Kontrollzwängen zu bewältigen. Wenn jemand sich überfordert fühlt, ganz auf sich selbst gestellt neue Situationen und Herausforderungen zu bewältigen, vermitteln übermäßige Kontrollen zumindest in Teilbereichen kompensatorisch Sicherheit. So fühlt sich z.B. eine bislang eher unselbstständige Mutter mit zwei Kleinkindern nach dem plötzlichen Tod des Ehemannes völlig überfordert und versucht durch übermäßige Kontrollen in einzelnen Bereichen ihre Unsicherheit zu kompensieren.

Waschzwang

Waschzwänge haben eine starke Ähnlichkeit mit Phobien, weil sie ebenfalls durch starkes Vermeidungsverhalten gegenüber einer Vielzahl »verunreinigter« bzw. »kontaminierter« Objekte charakterisiert werden können. Gelingt es nicht, diese vollständig zu vermeiden – was vom Gefühl der Betroffenen her meistens der Fall ist –, hilft häufiges und oft nach eigenen Regeln ritualisiertes Waschen, um die Gefahr einer möglichen Kontaminierung einzudämmen. Die Angst vor Verunreinigung durch bestimmte Substanzen (z.B. Schmutz) und deren vermeintlichen Folgen (z. B. Krankheiten) löst ein starkes Unbehagen aus, das Betroffene erst durch intensive Waschrituale wieder verringern können. Besonders gefürchtet werden Körperausscheidungen, Schmutz, Keime und Bakterien sowie Krankheiten (z. B. AIDS). Waschzwänge können mit der Zeit immer mehr ausufern, weil aufgrund möglicher Kontakte immer mehr Objekte und Bereiche als kontaminiert angesehen werden. Oft sind Angehörige mit betroffen, indem sie denselben Reinigungsvorschriften unterworfen werden oder einfach mit ansehen müssen, wie das Badezimmer jeweils stundenlang besetzt und für andere nicht zugänglich ist.

● Frau K. ist 29 Jahre alt und von Beruf kaufmännische Angestellte. Seit etwa 5 Jahren leidet sie unter einem Waschzwang. Sie befürchtet, dass von ihrem Genitalbereich Schmutz nach außen dringen könnte. Dies versucht sie zu verhindern, indem sie permanent Binden trägt, nur dreimal täglich zur Toilette geht (ausschließlich bei sich zu Hause) und sich jeweils danach in ritualisierter Weise die Hände wäscht. Ihr Waschritual besteht dabei aus einem »Vorwaschen« mit mehrmaligem Einseifen der Hände und einem »Hauptwaschgang«, der etwa eine Dreiviertelstunde dauert und nach einem Zählritual abläuft. Während einer ambulanten Psychotherapie hat Frau K. von der Psychotherapeutin den Tipp erhalten, vor dem Gang zur Toilette Plastikhandschuhe anzuziehen, um sich zu schützen. Seither zieht Frau K. vor jedem Gang zur Toilette zunächst ein Paar neue Gummihandschuhe und darüber noch ein Paar Plastikhandschuhe an, beide jeweils nur zum einmaligen Gebrauch bestimmt. Erst vor zirka einem halben Jahr hat Frau K. ihrer Freundin, mit der sie zusammenwohnt, ihren Waschzwang offenbart. Seither unterstützt die Freundin Frau K. beim Waschritual, indem sie daneben steht und genau zählt, wie oft Frau K. eine bestimmte Stelle eingeseift und gewaschen hat, und ihr zum richtigen Zeitpunkt sagt: »Es ist gut jetzt, du kannst weitergehen.« Diese Unterstützung hat das Waschritual auf etwa 20 Minuten verkürzt. Ab und zu – vor allem spätabends – prüft Frau K. sehr genau, ob ihre Freundin richtig mitzählt, und beginnt dann jeweils wieder von vorne, wenn sie einen Fehler entdeckt hat. Dies führt zu erheblichen Spannungen in der Beziehung. Da nun die Freundin Frau K. nicht immer mit Zählen unterstützen kann, stehen mittlerweile verschiedene Personen bei der Kontrolle des Waschens »hilfreich« zur Seite: am Morgen die Schwester, am Mittag die Mutter und am Abend die Freundin. ●

Wer unter einem Waschzwang leidet, wäscht sich jedes Mal die Hände oder andere Körperteile, wenn er glaubt, mit etwas »Verseuchtem« in Berührung gekommen zu sein. Oft laufen – wie in unserem Beispiel – die Waschrituale nach einem genauen Plan ab, und erst wenn sämtliche Reinigungsschritte in der festgelegten Weise durchgeführt wurden, stellt sich ein Gefühl von Sauberkeit ein. Diese Rituale können stundenlang dauern und zu gravierenden Schädigungen der Haut führen. Dabei kann jede Unterbrechung des Rituals zur Folge haben, dass der Betroffene wieder von vorne anfangen muss. Die Waschrituale unterscheiden sich deutlich von normalem Waschen, dessen primäre Funktion in der Reinigung von (sichtbarem) Schmutz besteht. Wer unter einer Zwangsstörung leidet, kann sich bis zu hundert Mal am Tag die Hände waschen (von imaginärem Schmutz befreien) und trotzdem das Gefühl haben, dass sie nicht sauber sind. In manchen Fällen können die Zwänge derart ausufern, dass die Betroffenen kaum mehr in der Lage sind, ein »normales« Leben zu führen, sondern sich andauernd damit beschäftigen, ob sie sich mit etwas kontaminiert haben, was sie mit einem Waschritual wieder gutmachen müssen.

Ordnungszwang

Personen mit einem Ordnungszwang leben oft in einem großen inneren Durcheinander mit vielen Unsicherheiten. Sie sind daher auf der Suche nach einer klaren Struktur und einem tragfähigen Konzept für ihr Leben und versuchen das, was sie innerlich vermissen, über zwanghafte Ordnung auf einer äußeren Ebene zu erreichen. Daher werden Schränke, Schubladen, Bücherregale usw. pedantisch genau nach einem ganz speziellen System aufgeräumt und geordnet.

● Die 26-jährige Frau F. steht kurz vor dem Abschluss ihres Biologiestudiums. Sie wohnt mit ihrem Freund zusammen in einer 3-Zimmer-Wohnung. Frau F. beschreibt sich als eine von Natur aus sehr ordnungsliebende Frau, die ihre persönlichen Dinge sehr gern in kreativer Weise ordne. Doch die Ordnungsliebe hat sich in den letzten drei Jahren immer mehr zu einem Ordnungszwang entwickelt. Ein Besuch in ihrer Wohnung fördert zu Tage, dass von den Joghurtbechern im Kühlschrank über das Geschirr in den Küchenschränken bis zum Besteck in den Schubladen alle Gegenstände fein säuberlich geordnet daliegen und unter keinen Umständen verschoben werden dürfen. Im Wohnzimmer von Frau F. steht ein Glastisch mit einem Kerzenständer in der Mitte. Um diese Mitte tatsächlich exakt zu treffen, misst Frau F. jeweils den Abstand von beiden Seiten her. Auch in den Kleiderschränken und sämtlichen Schubladen herrscht penible Ordnung. Das bequeme Sofa vor dem Fernseher wird seit längerer Zeit weder von Frau F. noch von ihrem Freund benutzt, weil dies eine zeit- und kräfteraubende Glättung der Falten in den Sitzkissen nach sich ziehen würde. Frau F. hat auch panische Angst davor, dass etwas aus ihrem Besitz beschädigt werden könnte. Die Zwänge haben starke Auswirkungen auf die Partnerbeziehung, weil sie den Handlungsspielraum des Freundes sehr einschränken, was dieser jedoch mit erstaunlicher Gelassenheit trägt. ●

Ordnungszwang charakterisiert Menschen, die ein bestimmtes, festes Ordnungssystem um sich herum brauchen. Sie müssen z. B. ihr Bett pedantisch genau machen und es darf kein einziges Fältchen zu sehen sein. Sie verbringen einen Großteil ihrer Zeit damit, sicherzustellen, dass die Dinge sich am »richtigen Platz« befinden. Dabei kann sich der »richtige Platz«

auch als anscheinend »lockere« Anordnung erweisen. Menschen mit einem Ordnungszwang bemerken jedoch sofort, wenn ein bestimmtes Muster zerstört wurde. Sie geraten oft in Wut, wenn jemand etwas daran verändert.

Bei Ordnungszwängen liegt es auf der Hand anzunehmen, dass es um den Versuch geht, ein erlebtes gefühlsmäßiges Chaos auf eine andere Ebene zu transferieren, die es erlaubt, Dinge zu ordnen und dadurch wieder Kontrolle darüber zu erlangen. So sind z. B. die Ordnungszwänge von Frau F. erst richtig manifest geworden, als sie eines Tages ihren Vater, den sie immer als starken Mann bewundert hatte, im Keller ihres Elternhauses schwer verletzt auffand, nachdem er versucht hatte, sich mit einer Waffe das Leben zu nehmen.

Sammel- und Hortzwang

Die meisten Menschen bewahren gewisse Gegenstände auf, die sie eines Tages wieder benötigen könnten oder an die bestimmte Erinnerungen geknüpft sind. Im Unterschied dazu heben von einem Sammel- und Hortzwang Betroffene einfach alles auf, von alten Zeitungen über Notizzettel bis zu Fahrscheinen und ins Haus flatternden Prospekten, und können sich von praktisch gar nichts mehr trennen. Sie sind unfähig zu unterscheiden, ob ein Gegenstand nützlich oder völlig überflüssig ist. Die meisten Dinge, die gehortet werden, sind nicht wirklich wertvoll und haben auch keinen besonderen Erinnerungswert. Der Gedanke, dass sie irgendwann vielleicht doch noch einmal von Nutzen sein könnten, hindert jedoch Betroffene daran, sie wegzuwerfen. So quellen ihre Räume über von Dingen, die andere als Abfall entsorgen. Dies kann so weit führen, dass eine Wohnung vollständig mit Objekten angefüllt ist, sodass nur noch schmale Gänge den Weg zum Bett oder zum WC offen halten.

● Frau B. ist 58 Jahre alt, allein stehend und lebt in einer 3-Zimmer-Wohnung. Sie meldet sich zur Therapie an, nachdem sie von der

Hausverwaltung ein Ultimatum gesetzt bekommen hat, ihre Wohnung bis zum Ende des Monat zu »entrümpeln«, andernfalls werde ihr gekündigt. Frau B. leidet unter einem Sammelzwang. Sie sammelt Zeitungen, Zeitschriften, Bücher und hortet diese in ihrer Wohnung. Diese ist mittlerweile auf ihrer ganzen Fläche etwa einen halben Meter hoch damit zugestellt, was aus Feuerschutzüberlegungen für die Hausverwaltung ein erhebliches Risiko darstellt. Tatsächlich starb der Vater von Frau B. vor einigen Jahren in seiner Mansarde an einer Rauchvergiftung, wobei sich im Nachhinein herausgestellt hat, dass diese ebenfalls mit Papier voll gestopft und durch eine brennende Zigarette in Brand geraten war. Frau B. ist eine sehr intelligente und vielseitig interessierte Frau, die Zeitschriften und Bücher in der Absicht sammelt und hortet, sie irgendwann gründlich zu studieren. Und obwohl sie den Überblick schon längst verloren hat und genau weiß, dass sie niemals die dafür nötige Zeit zur Verfügung haben wird, kann sie sich von »ihren Schätzen« nicht trennen, sondern gerät allein beim Gedanken an ein Aufräumen der Wohnung mit Unterstützung ihrer Freunde in größte Verzweiflung. ●

Personen mit Sammel- und Hortzwang können sich nicht von Dingen trennen, weil sich von etwas trennen bedeuten würde, es herzugeben. Dadurch stünde es der betroffenen Person nicht mehr zur Verfügung. Indem nichts weggeworfen wird, geht jemand nicht das Risiko ein, Dinge zu vermissen, die ihm einmal gehört haben, und verliert so scheinbar auch nicht ein Stück Kontrolle über die Welt um sich herum. Außenstehende sehen keinen Sinn in diesen Sammlungen, doch die Betroffenen halten ihre gesammelten Objekte durchaus für wertvoll und würden es nie zulassen, dass jemand anderes sie als Müll entsorgt. Häufig versuchen sie deshalb auch mit scheinbar gewichtigen Argumenten plausibel zu machen, weshalb die Dinge doch einen Wert besitzen. In schweren Fällen wird das ganze Haus mit Sammelobjekten angefüllt und es muss nicht selten noch zusätzlicher Lagerraum angemietet werden.

Wiederholungszwänge

Viele Zwangsrituale zeichnen sich dadurch aus, dass die Handlungen (z. B. Waschen, Kontrollieren) mehrmals wiederholt werden müssen, bis sich das Gefühl einstellt, die Sache sei nun in Ordnung. Die Wiederholungszwänge im engeren Sinn können verschiedene verdeckte oder offene (d. h. beobachtbare) Zwangsrituale betreffen. Sie zeichnen sich dadurch aus, dass die Betroffenen einen starken Drang spüren, gewisse Dinge wie z. B. Worte, Sätze, Zahlen, Gebete oder Bewegungsabläufe ständig zu wiederholen, um damit gefürchtete Katastrophen abzuwenden. Oft stecken magische Vorstellungen hinter diesen Ritualen. Im Unterschied zu anderen Zwangsritualen kann man bei den Wiederholungszwängen kaum eine inhaltliche Verknüpfung zwischen den Angst abwehrenden Handlungen und den gefürchteten Konsequenzen erkennen. Was die Betroffenen zur Abwendung einer vermeintlichen Katastrophe tun, scheint in keinem »logischen« Zusammenhang mit den Befürchtungen zu stehen.

● Die 34-jährige Frau S. ist von Beruf Kindergärtnerin, verheiratet und Mutter eines 4-jährigen Sohnes. Sie berichtet, dass sie schon seit langer Zeit unter Zählzwängen leide, aber erst vor 1½ Jahren realisiert habe, dass sie krank sei. Außer ihrem Ehemann, dem sie vor einem halben Jahr von diesem Problem erzählt habe, wisse sonst niemand etwas davon. Frau S. ist im Wachzustand fast immer damit beschäftigt zu zählen: Es zählt in ihrem Kopf 1, 2, 3, 4, 5 – 6, 7, 8, 9, 10 – 1, 2, 3 ... Wenn sie telefoniert, geht ihr danach die Telefonnummer ständig durch den Sinn; wenn sie auf der Autobahn unterwegs ist, wiederholt sie bis zu ihrer Ankunft pausenlos ein beliebiges Autokennzeichen, das sie während der Fahrt gesehen hat: z. B. 6514, 6514, 6514 ... All dies sei sehr anstrengend und ermüdend. Wenn Frau S. in der Nacht erwacht, »zählt es sofort in ihr«. Wenn sie etwas liest, liest sie es gleichzeitig auch rückwärts. Frau S. kann reflexartig Worte und ganze Sätze rückwärts lesen und sagen. Auf die Vorgabe des Satzes »Heute ist ein schöner Tag«

kommt von ihr wie aus der Pistole geschossen die Umkehr »gat renöhcs nie tsi etueh«. Sie habe bereits als Kind mit etwa 8 oder 10 Jahren gezählt und rückwärts gelesen. Lange Zeit habe sie gedacht: »Es ist halt so, wie es ist.« Mit der Zeit habe sie aber Angst bekommen, dass es ausarten könnte, dass sie spinnen oder durchdrehen könnte. Wenn sie versuche, sich gegen dieses Zählen zu wehren, wenn sie es bewusst abzustellen versuche, dränge es sich ihr noch stärker auf. Nur starke Ablenkung helfe ihr; je stiller es sei, desto heftiger kämen die Zahlen. Es hat sich im Laufe der Zeit ein Automatismus entwickelt, d. h., Frau S. muss praktisch alles zählen, was ihr unter die Augen kommt. Sie fühlt sich dazu gezwungen zu zählen und kann dieses Zählen nicht willentlich abstellen. ●

Meistens wissen Betroffene nicht, warum sie bestimmte Dinge zählen. Aber sie wissen, dass sie sich nicht wohl fühlen, sobald sie damit aufhören, und dass ihre Augen immer wieder zu den Gegenständen zurückkehren, um erneut mit dem Zählen zu beginnen. Gezählt werden kann alles, was sich im Moment gerade anbietet: Muster, Zahlenreihen, Gitterstäbe, Ampeln usw.

Wiederholungszwänge haben häufig keine äußeren Auslöser, sondern werden von Gedanken und Impulsen, die mit Angst, Scham, Schuld oder Ekel verbunden sind, hervorgerufen.

● Frau Z. ist 23 Jahre alt und studiert an der Universität Medizin. Seit längerer Zeit wird sie von diversen Gedanken wie »ich könnte mit einem Messer auf meine Mutter losgehen«, »meinen Eltern passiert etwas Schlimmes« usw. geplagt. Diese Gedanken belasten Frau Z. sehr und hindern sie daran, sich auf das Studium und die Vorbereitung der Abschlussprüfungen zu konzentrieren. Wann immer ihr ein solcher Gedanke kommt, muss sie die Tätigkeit, die sie gerade ausführt, unterbrechen bzw. rückgängig (ungeschehen) machen und willentlich wiederholen (begleitet von »guten« Gedanken). Wenn sie sich z. B. während der Vorlesung Notizen macht und dabei von einem »schlechten« Gedanken geplagt wird, muss sie die gerade geschriebenen Wörter mit Tipp-Ex auslöschen und erneut schreiben, was dazu führt, dass sie den Anschluss verliert und letztlich unbrauchbare Notizen mit großen Lücken nach Hause trägt. ●

Beim Wiederholungszwang sehen sich die Betroffenen, sobald ein angstvoller Gedanke auftaucht, entweder gezwungen, eine bestimmte Handlung, die sie gerade ausgeführt haben, zu wiederholen, um zu verhindern, dass der Gedanke wahr werden könnte. Oder sie führen bestimmte Handlungen aufgrund magischer Zählrituale so oft aus, bis die Anzahl der Wiederholungen eine »gute« Zahl ergibt. Die neutralisierenden Wiederholungen von Handlungen werden so lange ausgeführt, bis die Gefühlsstimmigkeit erreicht ist (»jetzt fühlt es sich richtig an«) oder bis die beunruhigenden Zwangsgedanken verscheucht werden können.

Bei Zähl-, Wiederholungs-, Berührungs- und Sprechzwängen spielt magisches Denken eine zentrale Rolle (z. B. das »Richtige« denken, den Zebrastreifen immer ohne Berührung der Streifen überqueren). Betroffene versuchen, durch bestimmte Rituale Unheil von sich oder anderen abzuwenden, obwohl sie vom Verstand her einsehen, dass dies unsinnig ist. Die Angst oder Unsicherheit, dass einem selbst oder anderen etwas zustoßen könnte, versuchen sie mit magischen Ritualen zu überwinden.

Zwanghaftes Grübeln

Eine Sonderform von verdeckten Zwangsritualen ist zwanghaftes Grübeln. Dieses besteht aus langen und unproduktiven Gedankenketten, mit denen Betroffene einer spezifischen Frage nachgehen. Der Ausdruck »zwanghaftes Grübeln« ist eher verwirrend, weil er oft mit den »aufputschenden« Zwangsgedanken verwechselt wird. Es ist eine Form von Denkzwängen, bei der sich die betroffene Person gezwungen fühlt, über gewisse Sachverhalte intensiv nachzudenken. Tatsächlich dient zwanghaftes Grübeln hauptsächlich dazu, sich nach einem aufdringlichen Zwangsgedanken wieder zu beruhigen.

● Herr G., 31 Jahre alt, verheiratet und Vater eines 3-jährigen Sohnes, arbeitet in der Kommunikationsbranche als Marketing-Manager. Er berichtet von Zwangsgedanken, die ihm seit Jahren das Leben zur Hölle machen. Diese Gedanken drehen sich immer darum, dass er sich in irgendeiner Weise schuldig gemacht haben könnte (z. B. etwas laut gedacht zu haben, was jemandem geschadet haben könnte). Sobald ein solcher Zwangsgedanke aufkommt, muss sich Herr G. beweisen, dass er unschuldig ist. Diese Beweisführung läuft so, dass er stunden- oder tagelang über eine bestimmte Situation nachgrübelt, bis er zur absoluten Sicherheit gelangt, dass er nichts falsch gemacht hat und demzufolge freigesprochen werden kann, was nur selten vorkommt. Dieses Grübeln wirkt sich auf seine berufliche Tätigkeit und seine privaten Beziehungen negativ aus, weil er in diesen Momenten nie ganz bei der Sache, sondern immer mit einem Teil der Aufmerksamkeit mit anderen Dingen beschäftigt ist. Häufig muss er sich auch bei seiner Frau absichern und manchmal muss er sogar am Ort des möglichen Geschehens kontrollieren, ob etwas passiert ist (z. B. ob er beim Aussteigen ein anderes Auto mit seinem Schlüssel verkratzt hat). Herr G. ist sich durchaus bewusst, dass es sich bei all diesen Gedanken um Zwangsgedanken handelt, aber er fühlt sich ihnen restlos ausgeliefert, sobald sie ihn in Beschlag nehmen. Meistens werden solche belastenden Gedanken durch neue abgelöst, sodass Herr G. fast immer einen Grund hat, über irgendetwas Beunruhigendes nachzugrübeln.

Herr G. spielt beispielsweise gerne Golf. Doch neulich, als er auf dem Green seinen gereinigten und markierten Ball aus der Jackentasche nehmen wollte, stellte er fest, dass sich zwei Bälle in der Tasche befanden – mit exakt derselben Markierung. Da er nicht herausfinden konnte, welcher der richtige war, spielte er mit einem der beiden Bälle seinen nächsten Schlag. Doch genau in diesem

Moment meldeten sich seine Schuldgefühle zu Wort, dass er möglicherweise den falschen Ball gespielt habe und dies melden müsse, da man offiziell den Ball nur zwischen den Löchern, aber nicht innerhalb eines Loches wechseln darf. Die nächste Viertelstunde verbrachte Herr G. mit diesen Gedanken und kam überraschenderweise zu dem Schluss, dass dies doch bedeutungslos sei. Doch kurz danach passierte das nächste Unglück. Als nämlich sein Spielkollege den Schläger versehentlich liegen ließ, hob ihn Herr G. auf und übergab ihn dem Kollegen, wobei seine Fingernägel den Griff berührten. Wenige Sekunden später schoss ihm der Gedanke durch den Kopf, er könne den Griff des Golfschlägers verkratzt haben. Ein Gedanke, der sich für Außenstehende total »verrückt« anhört, aber für ihn Grund genug war, sich deswegen schuldig zu fühlen. ●

Zwanghaftes Grübeln als Reaktion auf beunruhigende Zwangsgedanken ist eine äußerst zermürbende Angelegenheit. Davon Betroffene werden einerseits durch aufdringliche Gedanken gequält, die sie oft ganz klar als Zwangsgedanken identifizieren können. Andererseits fühlen sie sich gezwungen, solchen Gedanken trotzdem auf den Grund zu gehen, um sich von der Angst oder drohenden »Schuld« wieder befreien zu können. Ihre Befürchtungen können sich um völlig alltägliche Ereignisse drehen oder zutiefst Furcht erregende, gewalttätige oder auch beschämende Gedankengänge beinhalten. Häufige Beispiele sind ständige Befürchtungen um die eigene Gesundheit, beschämende Vorstellungen von unangemessenem sexuellen Verhalten oder der Impuls, sich selbst oder geliebte Menschen zu verletzen oder zu töten. Die Betroffenen grübeln Stunden und Tage darüber nach, ob solche Zwangsvorstellungen eingetreten sind oder sich bewahrheiten könnten. Da die aufputschenden Zwangsgedanken nicht an bestimmte Situationen gebunden sind, sondern theoretisch überall auftreten können, ist es praktisch unmöglich, sie zu vermeiden. Herr G. aus unserem Beispiel versuchte es manchmal, indem er seine Lippen ganz fest zusammenkniff, um so ganz sicherzugehen, in dieser

Situation keinen Laut von sich zu geben, der ihn später wieder zum Nachgrübeln veranlasst hätte.

Zwanghafte Langsamkeit

Zwanghafte Langsamkeit ist eine sehr seltene Form der Zwangsstörung, die oft mit Kontrollen einhergeht. Betroffene brauchen oft Stunden für die Verrichtung der einfachsten Dinge wie z.B. sich anzukleiden oder eine Mahlzeit einzunehmen. Von außen betrachtet erscheint ihr Handeln wie im »Zeitlupentempo«, ohne dass dabei eigentliche Zwangsrituale zu beobachten sind. Als Ursache dieser Langsamkeit gilt der Drang, sämtliche Aktivitäten absolut exakt und sorgfältig durchzuführen. Auch ganz einfache Handlungen müssen in überschaubare Einheiten zerlegt und rekapituliert werden, damit sich ein Gefühl von Vollständigkeit einstellen kann. Dies kann so weit gehen, dass alle Handlungen in kleinste Segmente zerlegt und in ihren Details im Kopf zuerst minutiös durchgespielt werden müssen. Nach jedem Handgriff muss dann innegehalten werden, um diesen erneut zu überdenken. Auf diese Weise können Aufstehen, Sich-Waschen und Anziehen zu einer morgenfüllenden Beschäftigung werden.

● Frau L. ist von Beruf kaufmännische Angestellte. Sie hat in der Vergangenheit in verschiedenen Betrieben als Sekretärin gearbeitet, aber seit zirka einem Jahr schafft die 30-Jährige es nur mit großer Mühe und Unterstützung durch ihre Mutter und Schwester, einen Teilzeitjob als Servicebegleiterin in einer Imbisskette wahrzunehmen. Frau L. berichtet von gravierenden Kontrollzwängen, die ihr Leben beherrschen und ihre Aktivitäten extrem verlangsamen. Sie muss sämtliche Gegenstände, die sie berührt, auf ihre ursprüngliche Beschaffenheit hin kontrollieren. Wenn sie sich ankleidet, muss bei dem Kleidungsstück (sie zieht in der Regel nur ein einziges an), überprüft werden, ob es nur eines ist, ob es innen sauber ist und ob es die »ursprüngliche« Form hat. Dies führt dazu, dass sie zum Anziehen, bei dem ihr ihre Mutter täglich hilft, etwa eine Stunde braucht. Dasselbe Verfahren gilt für Schuheanziehen, Waschen etc. Bei den Mahlzeiten muss Frau L. etwa fünf Minuten lang ihr Besteck und den Teller auf deren genaue Beschaffenheit hin kontrollieren, bevor sie mit dem Essen anfangen kann. All dies nimmt sehr viel Zeit in Anspruch und bedarf höchster Konzentration. Die schlimmste Befürchtung ist, im Nachhinein entdecken zu müssen, dass etwas anders ausschaut, als sie angenommen hat. Das Zwangsverhalten tritt hauptsächlich zu Hause auf, wo Frau L. seit einiger Zeit wieder wohnt. Sie sagt, sie kann nur schneller handeln, wenn sie mit einer Person zusammen ist, die sie beeindrucken möchte und die ihr Problem nicht wirklich kennt. ●

Die zwanghafte Langsamkeit bezieht sich hauptsächlich auf die Bereiche der Körperpflege und der alltäglichen Verrichtungen. Die Betroffenen haben den Drang, Tätigkeiten richtig und korrekt zu erledigen. Dies artet in der Regel in eine extreme Genauigkeit aus, die nicht mehr unter irgendeinem Nützlichkeitsgesichtspunkt zu rechtfertigen ist. Die daraus resultierende extreme Langsamkeit erweckt bei Außenstehenden den Eindruck, die Person vertrödle ihr Leben mit den einfachsten und unsinnigsten Aktivitäten. Die Betroffenen möchten zwar gerne schneller sein, um mehr Zeit für sich und andere Dinge zu haben. Doch häufig begründen sie ihr pingelig genaues und korrektes Verhalten damit, dass sie im Grunde genommen eine deutliche Tendenz zu Unordnung und Schlamperei hätten.

Diagnostische Kriterien der Zwangsstörung

Eine Zwangsstörung wird diagnostiziert, wenn eine Person unter Zwangsgedanken und/oder Zwangshandlungen leidet, welche zu Einschränkungen in ihrem Privat- oder Berufsleben führen.

In der psychiatrischen Terminologie werden *Zwangs-*

gedanken definiert als »wiederkehrende und anhaltende Gedanken, Impulse oder Vorstellungen, die zeitweise während der Störung als aufdringlich und unangemessen empfunden werden und die ausgeprägte Angst und großes Unbehagen verursachen«.[4] Diese Gedanken, Impulse und Vorstellungen übersteigen deutlich ein normales Maß an Besorgnis angesichts realer Probleme. Die betroffene Person versucht, die Zwangsgedanken zu ignorieren oder zu unterdrücken oder sie mithilfe von anderen Gedanken oder Handlungen abzuschwächen. Sie erkennt auch, dass sie selbst diese Gedanken hervorbringt und dass ihr diese nicht von außen eingegeben werden.

In Abgrenzung zu Zwangsgedanken werden *Zwangshandlungen* definiert als wiederholt auftretende »Verhaltensweisen (z. B. Händewaschen, Ordnen, Kontrollieren) oder gedankliche Handlungen (z. B. Beten, Zählen, Wörter leise wiederholen), zu denen sich die Person als Reaktion auf einen Zwangsgedanken oder aufgrund von streng zu befolgenden Regeln gezwungen fühlt«.[5] Das Verhalten dient dazu, inneres Unbehagen abzuschwächen oder zu verhindern oder bestimmten gefürchteten Ereignissen oder Situationen vorzubeugen. Das Ausführen des Zwangsrituals an sich ist jedoch nicht mit angenehmen Gefühlen verbunden. Es besteht auch keine realistische Beziehung zwischen der Handlung und der beabsichtigten Wirkung, vielmehr erscheint die Handlung völlig übertrieben.

Irgendwann hat die betroffene Person erkannt, dass ihre Zwangsgedanken oder Zwangshandlungen übertrieben oder unsinnig sind, und hat versucht (jetzt muss dies nicht mehr unbedingt der Fall sein), einen gewissen Widerstand dagegen zu leisten. Die Zwangsgedanken und Zwangshandlungen verursachen eine erhebliche Belastung, sind zeitaufwändig (beanspruchen mehr als eine Stunde pro Tag) oder beeinträchtigen deutlich den normalen Tagesablauf der Person und ihre beruflichen und privaten Aktivitäten und Beziehungen.

Abgrenzung von anderen psychischen Störungen

Es gibt eine Reihe von Störungsbildern, die Ähnlichkeiten und Überschneidungen mit Zwangsstörungen aufweisen. Ich verzichte hier darauf, all diese Abgrenzungen vorzunehmen, und beschränke mich auf zwei psychische Störungen, die immer wieder zu Verwechslungen mit der Zwangsstörung Anlass gegeben haben, nämlich die zwanghafte Persönlichkeitsstörung und die Schizophrenie.

Zwänge und zwanghafte Persönlichkeit

Allein schon aufgrund der Namensähnlichkeit werden Zwangsstörung und zwanghafte Persönlichkeit fälschlicherweise oft miteinander verwechselt, gar für dasselbe gehalten. Folgende Merkmale charakterisieren die zwanghafte Persönlichkeit:

- Personen mit einer zwanghaften Persönlichkeit sind übermäßig darauf bedacht, dass bestimmte Regeln (z. B. die Hausordnung) genau eingehalten werden. Sie beschäftigen sich überproportional mit nebensächlichen Einzelheiten, Regeln, Listen, Ordnung, der Organisation einer Aufgabe, sodass sie die Hauptsache dabei aus den Augen verlieren und nicht mehr den Überblick über das Ganze haben.
- Sie haben den perfektionistischen Anspruch, dass alle Arbeiten hundertprozentig korrekt erledigt werden. Durch diesen Anspruch sind sie oft gelähmt und neigen in der Folge dazu, Dinge aufzuschieben oder unvollendet zu lassen.
- Personen mit zwanghafter Persönlichkeit halten Arbeit, Pflichterfüllung, Gewissenhaftigkeit für wichtiger als Vergnügen oder gute zwischenmenschliche Beziehungen und leiden häufig darunter, dass andere Menschen ihre Ansichten nicht teilen.
- Sie empfinden ihr starres Festhalten an Regeln und ihre Vorstellungen von Ordnung und Gründlichkeit als völlig normal und sind zutiefst davon überzeugt, dass es in der Welt besser zuginge, wenn sich alle Menschen nach solchen Prinzipien richten würden.

- Die für eine Zwangsstörung charakteristischen Zwangsgedanken und -handlungen fehlen bei Personen mit zwanghafter Persönlichkeit.
- Betroffene einer zwanghaften Persönlichkeitsstörung kommen – wenn sie sich überhaupt behandeln lassen – in erster Linie wegen depressiver Verstimmung in eine therapeutische Behandlung, da sie aufgrund ihrer komplizierten Art immer wieder Konflikte mit Partnern, Freunden und Vorgesetzten haben, die sich belastend auf ihr Befinden und ihre Lebensqualität auswirken.

Zwänge und Schizophrenie

Zwänge lassen sich von schizophrenen Störungen relativ leicht abgrenzen. Das generelle Kriterium ist die im Vergleich zu Menschen mit einer Schizophrenie vorhandene Fähigkeit zur Realitätsprüfung. Darüber hinaus sind folgende Kriterien maßgebend:

- Bei Zwängen stammt der Drang, etwas Bestimmtes zu denken oder zu tun, von der betroffenen Person selbst, während bei Schizophrenien Gedanken oft als von außen eingegeben erlebt werden (z. B. eine Stimme, die sagt: »Mach dies oder jenes!«).
- Von Zwängen Betroffene versuchen, sich gegen aufdringliche Gedanken zu wehren – sie fühlen sich dafür verantwortlich und schuldig –, während bei schizophrenen PatientInnen solche Gedanken keinen Widerstand auslösen, sondern vielmehr mit der Überzeugung verbunden sind, etwas Bestimmtes im Sinne eines Auftrages tun zu müssen.
- Betroffene einer Zwangsstörung distanzieren sich im Grunde genommen von ihren Zwangsgedanken und -handlungen und erleben diese als unangemessen und übertrieben (ich-dyston), während schizophrene PatientInnen sich mit den Inhalten ihrer Gedanken meistens identifizieren (ich-synton).

Trotz der eindeutigen Kriterien werden Zwangsstörungen nicht selten als Schizophrenien fehldiagnostiziert. Solche

Fehldiagnosen kommen vor allem dann vor, wenn die Zwangsrituale sehr bizarr sind, wenn die Verbindung zwischen Auslöser und Zwangsritualen rein magisch, ohne »rationalen« Zusammenhang erscheint oder wenn die Zwänge von Betroffenen mit Formulierungen beschrieben werden, die zu einer Schizophrenie-Diagnose verleiten.

Verbreitung und Störungsverlauf

Bis in die 80er-Jahre galt die Zwangsstörung als eine sehr seltene Störungsform mit einer schlechten Behandlungsprognose. Die Tatsache, dass Personen mit einer Zwangsstörung diese nach Möglichkeit zu verheimlichen suchten (Zwangsstörung als »heimliche Erkrankung«), mag mit dazu beigetragen haben, dass ihr Vorkommen massiv unterschätzt wurde.

Häufigkeit des Auftretens

Neuere groß angelegte Studien belegen übereinstimmend, dass 2–3% der Allgemeinbevölkerung (Deutschland, Österreich, Schweiz) unter Zwängen leiden. Die Zwangsstörung ist demnach nach den Phobien, der Depression und den Suchterkrankungen die vierthäufigste psychische Erkrankung. Wir wissen heute auch, dass sie weltweit ähnlich verbreitet auftritt, wobei sich die Themen und Inhalte der Zwänge je nach Kultur voneinander unterscheiden. Im deutschsprachigen Bereich stehen in puncto Häufigkeit Kontrollzwänge an erster Stelle vor Waschzwängen und anderen Formen von Zwangshandlungen. Übereinstimmend wird berichtet, dass Zwangsgedanken ohne Zwangshandlungen nur sehr selten vorkommen.

Innerhalb von Familien treten Zwangsstörungen deutlich gehäuft auf. Etwa 5% der Eltern von Personen mit einer Zwangsstörung leiden ebenfalls unter Zwängen. Daher kann man vermuten, dass bei der Entwicklung einer Zwangsstörung wohl auch genetische Faktoren eine Rolle spielen. Wie groß der Anteil der Vererbung im Vergleich zum Anteil anderer familiärer Einflüsse ausfällt, lässt sich bisher nicht klar beziffern.

Frauen und Männer sind mit einem Verhältnis von 55 % zu 45 % etwa gleich häufig von Zwangsstörungen betroffen. Auch die Erscheinungsformen der Zwänge bei den Geschlechtern unterscheiden sich kaum voneinander, wobei es ein paar Ausnahmen gibt: Männer leiden öfter als Frauen unter sexuellen Zwangsvorstellungen und Gedanken bezüglich Symmetrie und Exaktheit, während Frauen öfter über aggressive Zwangsvorstellungen berichten. Mehr Frauen als Männer führen Wasch- und Putzrituale durch. Bei Kontrollzwängen und anderen Formen der Zwangsstörung ist die Geschlechterverteilung recht ausgeglichen.

Störungsbeginn und Störungsverlauf

Die Störung tritt in der Regel sehr früh auf. Im Durchschnitt liegt der Beginn einer Zwangsstörung in der Adoleszenz oder im frühen Erwachsenenalter. Zirka ein Fünftel der Personen ist bereits in der Kindheit davon betroffen. Bei etwa drei Vierteln der Betroffenen bricht die Störung vor dem 30. Lebensjahr aus, und nach dem 40. Lebensjahr ist der Ausbruch einer Zwangsstörung eher selten zu beobachten. Bei Männern tritt die Störung am häufigsten im Alter von 20 Jahren auf, bei Frauen mit 25 Jahren. Dies hängt auch damit zusammen, dass im Kindesalter deutlich mehr Jungen von Zwängen betroffen sind als Mädchen und dass bei etwa einem Fünftel dieser Kinder die Zwänge bis ins Erwachsenenalter andauern.

Die Angaben zum Beginn der Störung sind mit einer gewissen Vorsicht zu interpretieren, da Zwangsstörungen in der Regel schleichend beginnen, sodass es im Nachhinein schwierig bis fast unmöglich ist zu rekonstruieren, wann das Problem eine krankmachende Ausprägung angenommen hat. In manchen Fällen – hauptsächlich bei Waschzwängen – kann man einen plötzlichen Ausbruch der Störung beobachten, oftmals infolge eines bestimmten Ereignisses, an das sich die Betroffenen gewöhnlich noch genau erinnern können.

Etwa die Hälfte der von einer Zwangsstörung Betroffenen

lebt ohne festen Partner. Dies ist wohl einerseits auf den frühen Störungsbeginn zurückzuführen, andererseits weisen Personen mit Zwängen oftmals enorme soziale Defizite auf.

Zwangsstörungen bei Erwachsenen vergehen, wenn sie sich einmal entwickelt haben, sehr selten wieder »von allein«. Nur vereinzelt kann man eine spontane Besserung beobachten. Meistens hält die Störung ohne Behandlung das ganze Leben lang an, weshalb die Zwangsstörung auch als »chronische Erkrankung« bezeichnet wird. Die Zwangssymptomatik hat dauerhaften Charakter und auch Phasen längerer Symptomfreiheit lassen sich ausgesprochen selten beobachten.

Von Zwangsstörungen betroffene Personen versuchen typischerweise, ihre Störung möglichst lange selbst vor den engsten Angehörigen zu verbergen und alleine damit zurechtzukommen, weil sie sich schämen und fürchten, von anderen abgelehnt und als Spinner eingestuft zu werden. Es dauert daher im Durchschnitt etwa 7,5 Jahre, bis sie sich zu einer Behandlung durchringen. Oft hat sich in dieser Zeit die Störung bereits so fest »eingenistet«, dass sie schwer zu behandeln ist.

Zwänge bei Kindern und Jugendlichen

Bei vielen Kindern und Jugendlichen lassen sich vorübergehende Formen von Zwangsverhalten beobachten. Sie hüten sich z.B. vor »Unglückszahlen« oder überspringen bestimmte Treppenstufen, weil sie glauben, es könnte sonst ein Unglück geschehen. Manche Kinder halten an bestimmten Ritualen beim Zubettgehen fest, wiederholen Spielabläufe immer auf die gleiche Weise, malen immer wieder dasselbe Bild oder wiederholen skurril klingende Reime und Beschwörungsformeln. Manchen Kindern ist die Ordnung und Sauberkeit im Haushalt sehr wichtig oder sie kontrollieren mehrfach, ob ihre Schulsachen richtig gepackt sind. Sich aufdrängende Gedanken und vielfältige magische Überzeugungen gehören an sich zum Entwicklungsbild von Kindern und Jugendlichen. Solche Phänomene sind meist vorübergehender Natur und behindern die Betroffenen im Alltag kaum. Oft sind zwanghafte Verhaltensweisen sogar hilfreich, indem sie Kinder und Jugendliche dabei unterstützen, sich in neuen Lebensphasen rasch und besser zurechtzufinden. Ist dies gelungen, lässt das zwanghafte Verhalten rasch wieder nach. Bleiben die Rituale jedoch über sehr lange Zeit erhalten und nehmen sie immer mehr Platz im Alltag ein, sodass sie die Lebensqualität der Kinder und Jugendlichen beeinträchtigen, dann ist es auch in diesem Alter ratsam, etwas gegen die Zwänge zu unternehmen.

Ritualisiertes Verhalten in der Kindheit ist aber keineswegs ein Vorläufer, der zwingend zwanghaftes Verhalten im Erwachsenenalter nach sich zieht. Zwar berichten viele unter Zwängen leidende Erwachsene darüber, dass bei ihnen bereits in der Vorpubertät Rituale eine wichtige Rolle spielten, doch dies trifft auch für Erwachsene zu, die später keine Zwangsstörung entwickelt haben.

1.3 Wie entwickelt sich eine Zwangsstörung?

Wenn Sie selbst unter Zwängen leiden oder wenn eine Person aus Ihrem Beziehungsumfeld davon betroffen ist, möchten Sie verständlicherweise mehr darüber erfahren, welche Ursachen diese Störung hat. Tatsächlich gibt es für die Entstehung und Entwicklung einer Zwangsstörung keine einfache Erklärung, die für alle davon Betroffenen gültig wäre.

Auf der Suche nach Faktoren, die für die Entwicklung einer Zwangsstörung mitverantwortlich sind, kann man unterscheiden zwischen *Vorbedingungen* einer Person und *Auslösebedingungen* zum Zeitpunkt der Entstehung der Zwangssymptomatik. Als Vorbedingungen sind Veranlagung, Persönlichkeitsmerkmale, Elternmodelle und gesellschaftliche Regeln zu nennen. Diese Faktoren können den Nährboden für eine sich später entwickelnde Zwangsstörung bilden und eine

Person eher dafür anfällig machen. Auf diesem »Nährboden« werden Zwangsstörungen in den meisten Fällen durch besondere Umstände in kritischen Lebensmomenten ausgelöst. Als Auslösebedingungen für eine Zwangsstörung kommen einschneidende Ereignisse oder prägende Erfahrungen in der Lebensgeschichte in Frage, wie z. B. der Selbstmord des Vaters oder die sexuelle Überrumpelung durch einen Bekannten. Diese führen in der Regel bei den Betroffenen zu einem Gefühlschaos und Verunsicherung und stehen oft am Beginn eines typischen Werdegangs einer Zwangsstörung.

Vorbedingungen

Es gibt verschiedene Faktoren, die als Vorbedingungen eine Person zur Entwicklung einer Zwangsstörung »vorbestimmen« (prädisponieren) können. Insbesondere spielen dabei die Veranlagung, bestimmte Merkmale der Persönlichkeit, die Art und Weise der Verarbeitung von Informationen sowie neurologische Besonderheiten in der Funktionsweise des Gehirns eine Rolle.

Rolle der Veranlagung

Es gibt Anhaltspunkte dafür, dass Zwangsstörungen gehäuft in Familien auftreten. Personen mit einer Zwangsstörung haben häufig Eltern und Kinder, die auch an Zwangsphänomenen leiden. Zwangsstörungen erscheinen somit nicht als Einzelschicksal, vielmehr weist ihr vermehrtes Auftreten bei Familienmitgliedern auf einen prädisponierenden Faktor in der Familie hin. Allerdings wissen wir nicht genau, welcher Anteil davon vererbt ist und welcher Anteil gelernt wird, z. B. wenn Kinder von ihren Eltern bestimmte Leitbilder und Bewältigungsstrategien im Umgang mit Aufgaben und Anforderungen übernehmen. Tun sie dies aufgrund ihrer Veranlagung oder weil sie das elterliche Verhalten »kopieren«?

Die Rolle der erblichen Veranlagung einer Zwangsstörung ist daher immer noch nicht ganz geklärt. Es scheint jedoch mehr als fraglich, dass es eine spezifische genetische Veranlagung für die Entwicklung von Zwangssymptomen gibt. Eher kann man davon ausgehen, dass es einen erblichen Anteil für die Entwicklung von *Angststörungen im Allgemeinen* gibt und dass dieser Anteil auch mitverantwortlich für die Entstehung von Zwangsstörungen ist.

Merkmale der Persönlichkeit

Es gibt keinen bestimmten Persönlichkeitstyp, der in besonderer Weise anfällig für die Entwicklung einer Zwangsstörung ist. Aber es gibt einige charakteristische Persönlichkeitsmerkmale, die sowohl mit der Entwicklung von Zwängen als auch mit ihrer Aufrechterhaltung zusammenhängen. Typische Merkmale sind: die Überschätzung von Gefahren und Risiken, ein übersteigertes Verantwortungs- und Schuldempfinden, Entscheidungsschwierigkeiten und das Bestreben, Dinge perfekt zu erledigen.

Personen mit einer Zwangsstörung schätzen Risiken und Gefahren, dass etwas Schlimmes passieren könnte, übertrieben hoch ein. Sie sehen in den mit Zwangsbefürchtungen verbundenen Bereichen außerdem Risiken, die anderen Menschen kaum je in den Sinn kommen (z. B. das Risiko, sich mit AIDS anzustecken, wenn sie in einem Restaurant den vom Küchenpersonal zubereiteten Salat essen würden, nachdem am Morgen ihr Zahnfleisch geblutet hat). Aus diesem Grund versuchen sie, etwaigen Risiken möglichst um jeden Preis aus dem Weg zu gehen.

Von einer Zwangsstörung Betroffene sind darüber hinaus außerordentlich empfänglich für genau diejenigen Signale, die auf mögliche Risiken hinweisen, und sie suchen die Umgebung systematisch nach möglichen Anzeichen für Gefahren ab (z. B. beschädigte Autoreifen, offene Schachtdeckel etc.). Sobald sie etwas bemerken, was ihre Befürchtungen zu bestätigen scheint, richten sie ihre ganze Aufmerksamkeit darauf und werden nervös und angespannt.

Ein enormes persönliches Verantwortungsgefühl scheint in manchen Fällen als treibende Kraft bei der Entwicklung von Zwängen zu wirken. Schuldig kann man sich machen, indem man einen Schaden verursacht (z. B. jemanden mit dem Auto anfahren). Schuldig kann man sich aber auch machen, indem man etwas unterlässt, was möglichen Schaden verhindert oder zumindest gemildert hätte (z. B. Glassplitter auf der Straße liegen lassen). Für die meisten Menschen ist es weit weniger belastend, wenn sie etwas unterlassen, als wenn sie tatsächlich jemandem Schaden zugefügt haben. Für Personen mit einer Zwangsstörung ist beides gleichermaßen schlimm, verwerflich und moralisch zu verdammen. Beides, sowohl aktiv etwas tun als auch passiv etwas unterlassen, führt zu ausgeprägten Schuldgefühlen. Deshalb versuchen Betroffene mit zwanghaften Verhaltensweisen diese Schuld zu vermeiden bzw. sich ihrer Unschuld zu vergewissern (indem sie z. B. nochmals die Strecke abfahren und kontrollieren, ob niemand verletzt im Straßengraben liegt).

Personen mit Entscheidungsschwierigkeiten in vielen alltäglichen Situationen (z. B. ein Kleid anprobieren und sich nicht für oder gegen den Kauf entschließen können) scheinen ebenfalls für gewisse Zwänge prädestiniert zu sein. Bestimmte zwanghafte Handlungen muten an wie die Manifestation des Unvermögens, sich zu entscheiden. Sammeln und Horten könnten z. B. so gedeutet werden, dass die Betroffenen nicht entscheiden können, was wichtig ist, was unwichtig ist oder es irgendwann mal sein könnte. Diese Unentschiedenheit im Alltag könnte ein Hinweis darauf sein, dass die Betroffenen sich quälen, ob sie vielleicht nicht genügend zu einer bestmöglichen Verhinderung eines Schadens getan haben.

Perfektionismus ist ein Persönlichkeitszug, der häufig mit Zwängen in Verbindung gebracht wird. Perfektionistische Menschen haben überaus hohe persönliche Standards bezüglich ihrer Leistungen und möchten auf jeden Fall verhindern, einen Fehler zu machen. Bei dem für die Entwicklung von Zwängen maßgeblichen Perfektionismus geht es nicht so sehr darum, sich nach sozial definierten und vorgeschriebenen Regeln möglichst »richtig« zu verhalten, vielmehr sind die Betroffenen auf einer inneren Suche nach Perfektion, die zu einer Gefühlssache wird.

Das Ziel dieser Suche nach Perfektion besteht darin, eine innere Spannung zu beruhigen bzw. aufzulösen, die von den Betroffenen als Gefühl der eigenen Unvollkommenheit erlebt wird. Der Wunsch bzw. Zwang, Dinge perfekt zu machen (z. B. die richtige Ordnung von Gegenständen herzustellen), wird als eine Art innerer Drang erlebt, Vollkommenheit und Vollständigkeit zu erlangen. Vollständigkeit ist jedoch kaum fassbar und richtet sich an unscharfen Kriterien aus, sodass das Gefühl des Nichtvollkommenen, Nichtvollständigen mehrheitlich vorherrscht und Betroffene immer weiter ihrem Drang nachgeben müssen.

Informationsverarbeitung

Es fällt immer wieder auf, dass Personen mit einer Zwangsstörung ihre Umwelt anders wahrzunehmen und ihre Handlungen nach anderen Kriterien zu beurteilen scheinen. Dies legt die Vermutung nahe, dass die Art und Weise, wie Informationen verarbeitet werden, ebenfalls eine Vorbedingung zur Entwicklung einer Zwangsstörung darstellt.

Bei allen Angststörungen, so auch bei Zwangsstörungen, wird die Aufmerksamkeit selektiv auf jene Reize ausgerichtet, die Angst erzeugen. Informationen, die mit Angst verbunden sind, werden bevorzugt wahrgenommen. So erhalten diese mehr Gewicht, und Angst und Anspannung werden so verstärkt. Da Personen mit einer Zwangsstörung besonders aufmerksam und empfänglich sind für jene Reize, die ihre Befürchtungen nähren, erleben sie vermehrt Angst und Unbehagen. Dagegen werden andere Informationen, die der Angst widersprechen würden, gar nicht aufgenommen, weil das Gehirn nur eine begrenzte Aufnahmekapazität hat und die Aufmerksamkeit auf die »Gefahrenreize« ausgerichtet ist.

Personen mit einer Zwangsstörung tun sich auch schwer damit, wesentliche von unwesentlichen Informationen zu unterscheiden. Sie sehen »vor lauter Bäumen den Wald nicht mehr«. Um zu entscheiden, was wichtig, was unwesentlich ist, bedarf es einer »automatischen« Fähigkeit, die Fülle von Informationen bereits bei ihrer Aufnahme zu sortieren und zu kanalisieren. Was automatisch oder vorbewusst ablaufen soll, findet jedoch bei Menschen mit Zwangsstörungen häufig nicht statt. Sie haben große Mühe, einzelne Eindrücke nach gemeinsamen Eigenschaften in größeren Kategorien zusammenzufassen und Wichtiges von Unwichtigem zu unterscheiden. Sie können Details fast nicht vernachlässigen bzw. »fünf gerade sein lassen« und teilen in sehr (zu) viele Kategorien auf. Diese mangelnde Fähigkeit, Informationen zu filtern, wesentliche Aspekte von unwesentlichen Detailangaben zu unterscheiden, könnte für die Entwicklung einer Zwangsstörung bedeutsam sein. Weil Personen mit einer Zwangsstörung ihre (hyper-) wache Aufmerksamkeit auf einzelne Eindrücke der Außenwelt richten, scheint so etwas wie ein ganzheitliches Erfassen nicht mehr möglich. Dabei werden Dinge mehr und mehr aufgrund der subjektiven Empfindung wahrgenommen und beurteilt, wogegen ganzheitliches Fühlen in den Hintergrund tritt. Empfindungen sind aber nicht unbedingt ein verlässlicher Garant für die realistische Wahrnehmung der Dinge.

Weshalb Personen mit Zwängen Kontrollen mehrmals wiederholen müssen, könnte auch damit erklärt werden, dass sie im Nachhinein unsicher sind, ob sie eine Handlung wirklich in der Realität ausgeführt haben oder ob es nur in der Vorstellung dazu gekommen ist. Die Fähigkeit zur klaren Trennung zwischen wirklich Erlebtem und Vorgestelltem könnte gemindert sein. Immer wieder berichten Betroffene davon, dass sie sich nicht klar daran erinnern können, ob sie jetzt wirklich gerade unmittelbar vorher den Schlüssel im Schloss umgedreht haben oder doch nicht.

Bei anderen Zwangsritualen hingegen scheint Unsicherheit der Erinnerung ein weniger bedeutsames Merkmal zu sein. Man kann deshalb nicht generell davon ausgehen, dass Personen mit einer Zwangsstörung Realität und Vorstellung nicht klar zu unterscheiden vermögen.

Neurobiologische Prozesse

In den letzten Jahren wurde die Erklärung für die Entstehung von Zwangssymptomen auch in der Funktionsweise des menschlichen Gehirns gesucht. Die vielfältigen Symptome bei Zwängen weisen darauf hin, dass wahrscheinlich nicht einzelne umrissene Hirnareale, sondern möglicherweise grundsätzliche funktionelle Abläufe der Informationsverarbeitung und Regelkreise des Gehirns beeinträchtigt sind. Bisher ergeben die Untersuchungen, welche die Unterschiede in Hirnstrukturen bei Personen mit einer Zwangsstörung und gesunden Kontrollpersonen erforscht haben, kein eindeutiges Bild über strukturelle Veränderungen bei Personen mit Zwangsstörungen. Die Annahme, dass gewisse Funktionen des Gehirns beeinträchtigt sind und daher den Anstoß für die Entwicklung von Zwängen geben könnten, basiert bislang auf zwei Hypothesen: Die eine postuliert, dass bei der Zwangsstörung bestimmte Botenstoffe im Gehirn ihre Aufgabe zur Weiterleitung der Informationen nicht richtig erfüllen. Die zweite Hypothese nimmt an, dass gewisse Bereiche im Gehirn überaktiviert sind, was zur Folge hat, dass bei einmal gestarteten Handlungsabläufen keine Rückmeldung erfolgt, dass die Handlung nun beendet ist.

Die Annahme, dass gewisse Botenstoffe im Gehirn – nämlich der Neurotransmitter Serotonin – für die problematische Weitergabe von Informationen bei Zwängen verantwortlich seien, spielt vor allem bei der Begründung der medikamentösen Behandlung eine zentrale Rolle. Hierbei wird angenommen, dass das Serotonin nicht lange genug an den Übergängen von einer Nervenzelle zur nächsten »verharrt«, sondern zu schnell von der sendenden Nervenzelle wieder resorbiert wird, was durch die Gabe eines »Serotonin-Wiederaufnahmehemmers« verhindert werden kann. Tatsächlich konnte in verschiedenen Studien belegt werden, dass solche Serotonin-Wiederaufnahmehemmer eine positive Wirkung auf die Veränderung der Zwangssymptomatik haben. Es konnte allerdings bislang nur ungenau erklärt werden, weshalb genau diese Medikamente eine zwangsmindernde Wirkung haben.

Mit bildgebenden Verfahren (z. B. der sog. Positronen-Emissions-Tomografie [PET]) kann man heute die Funktionszustände und Aktivitäten verschiedener Hirnareale abbilden. Damit konnte nachgewiesen werden, dass bei Personen mit einer Zwangsstörung der Regelkreis zwischen Frontalhirn und Basalganglien überaktiviert ist. Deshalb wird – vereinfacht ausgedrückt – das Zusammenspiel der beiden Systeme behindert. Einmal »gezündete« Handlungs- und Gedankenabläufe können nicht mehr konsequent durchgeführt werden, weil aufgrund eines »Kurzschlusses« in der »Relais-Station« keine Rückmeldung über den Abschluss einer Handlung erfolgt. Man kann diesen Prozess auch mit dem Automatikgetriebe eines Autos vergleichen, das nicht mehr selbstständig reibungslos zwischen den verschiedenen Gängen nach Bedarf hin- und herschaltet, sondern sich in einem Gang verhakt. Im Gehirn steckt sozusagen der Gang fest und kann nicht auf den nächsten Gedanken umschalten.[6] Diese Überaktivität der Regelkreise zeigt sich besonders deutlich beim Auftreten von Zwangssymptomen, und sie geht nach einer erfolgreichen Behandlung wieder zurück. Es wird daher angenommen, dass diese Regelkreise die zentralen neurobiologischen Entsprechungen für Bewertungsprozesse, das Erlernen von Gewohnheiten und das Ausführen von Handlungsroutinen darstellen. Damit ließe sich die Schwierigkeit der von Zwängen betroffenen Personen erklären, einmal begonnene (motorische oder mentale) Handlungen zu stoppen und zur nächsten Handlung überzugehen.

Welche Bedeutung diese Befunde für die Klärung möglicher Ursachen einer Zwangsstörung haben, ist jedoch nach wie vor offen, weil die Feststellung, dass bestimmte Hirnareale überaktiviert sind, noch nichts darüber aussagt, wodurch diese Überaktivität zustande kommt. Trotzdem kann man festhalten, dass solche Erklärungsmodelle bereits Eingang in die Behandlung der Zwangsstörungen gefunden haben. So dient z. B. die Benennung des Zwangs als »Stoffwechselstörung im Gehirn« explizit dazu, sich von den Aufforderungen der Zwangsgedanken zu distanzieren, etwa im Sinne des Satzes: »It's not me, it's my OCD« – »Das bin nicht ich, die das will, sondern das ist meine Zwangsstörung«.[7]

Auslösebedingungen

Die zweite Frage bezüglich der Entwicklung einer Zwangsstörung richtet sich darauf, welche Faktoren ausschlaggebend für die Auslösung einer Zwangsstörung sind. Als Auslösebedingungen kommen vielfältige biografische Momente einer Person in Betracht: negative Lebensereignisse, die als traumatische Erfahrungen wirken, Verunsicherungen in der Entwicklung, körperliche Krankheiten. Im Folgenden gehe ich auf solche Auslösebedingungen näher ein.

Große Unsicherheit ist ein typisches Merkmal einer Zwangsstörung, das sich in verschiedenen Aspekten zeigt: Die vom Zwang betroffene Person ist sich unsicher, erstens ob bestimmte Dinge eine Gefahr darstellen oder nicht, zweitens wie viel persönliche Verantwortung sie dafür zu tragen hat und drittens was sie tun kann, um solche Gefahren abzuwenden. Diese erlebte Unsicherheit kann eine Folge davon sein, dass die Person in ihrem Leben nie eine sichere Bindung (»Urvertrauen«) zu anderen Menschen entwickeln konnte. Die so verunsicherte Person kann deshalb auch schlecht einschätzen, welche Position sie gegenüber anderen hat und wie sie sich selbst behaupten könnte. Dies manifestiert sich in Fragen wie: Wer bin ich, was ist meine Position, wie passe ich zu den andern – in der Familie, in der Beziehung zu Gleichaltrigen, in anderen sozialen Kontexten –, wie kann ich eigenständig ich selbst sein, ohne unterzugehen, aber auch ohne mich so sehr abzuheben, dass ich ausgegrenzt werde?

Kinder oder Jugendliche, die sich schlecht behaupten können, erleben meistens Gefühle der Unsicherheit und Ohnmacht. Unsicherheit entwickelt sich beispielsweise, wenn ein Kind aufgrund von körperlichen Unterschieden ausgrenzt wird oder wenn in der Familie die Respektierung der persönlichen Integrität nicht möglich ist. Auch fehlende soziale Fähigkeiten können verhindern, dass sich die Betroffenen als unverwechselbar und eigenständig erleben und sich von den andern in verschiedenen sozialen Beziehungen abheben. Ferner tragen auch Eltern, die bei Problemen hilflos und ängstlich reagieren oder die ihr Kind nicht ermutigen, sondern es eher bestrafen, sehr kritisch und wenig einfühlsam sind, zur Verunsicherung bei.

Können Kinder nicht lernen, sich auseinander zu setzen und zu behaupten, wird es für sie immer schwieriger, sich als eigenständige Person gegenüber den anderen abzugrenzen. Sie erleben sich nicht klar als zusammengehörige und integrierte Personen, und magisches Denken, das in einer bestimmten Entwicklungsphase des Kindes völlig normal ist, wird bis ins Erwachsenenalter übernommen.

Angaben dazu, wie häufig kritische Lebensereignisse oder traumatische Erfahrungen Zwänge auslösen oder eine bereits bestehende Anfälligkeit hierfür intensivieren, sind nur bedingt hilfreich, um die Entstehung einer Zwangsstörung zu begreifen. Denn zum einen entwickeln sich Zwangsstörungen häufig langsam, und zum andern sind es wohl weniger bestimmte Ereignisse *als solche,* die negativ prägen, sondern es ist vielmehr die Bedeutung, die diese für die Betroffenen haben. Tatsächlich finden wir bei der rückwärts gerichteten Suche nach Faktoren für die Entstehung von Zwängen fast durchgängig solche für die Betroffenen einschneidenden Ereignisse. Diese markieren entweder den Beginn der Zwangsstörung oder eine Art qualitativen Sprung der vorher durchgeführten Rituale, etwa von persönlichen Marotten zu Zwangshandlungen.

Unser Leben verändert sich nicht nur aufgrund von Ereignissen, die für uns bedeutsam sind, sondern auch in Lebensphasen und Lebensabschnitten, in denen wir mit neuen Anforderungen konfrontiert werden (z.B. beim Auszug aus dem Elternhaus und der damit verbundenen größeren Eigenverantwortung). Beim Betrachten der individuellen Werdegänge von Betroffenen mit einer Zwangsstörung fällt auf, dass häufig veränderte Lebensumstände den Beginn einer Zwangsstörung markieren. Psychosoziale Veränderungen, wie beispielsweise Etappen der Ausbildung, stellen für jeden eine persönliche Herausforderung dar. Es geht um die Übernahme von Verantwortung, Entscheidungen müssen gefällt werden, und Handlungen sollen eigenständig im Vertrauen auf das eigene Selbst durchgeführt werden. Je nachdem, ob jemand solche neuen Anforderungen als etwas erlebt, das für ihn kontrollierbar und bewältigbar erscheint oder nicht, ist die damit verbundene Verunsicherung kleiner oder größer. Es spielt daher eine wichtige Rolle, welche Möglichkeiten dem Einzelnen zur Verfügung stehen, um intensive oder zunehmende Unsicherheit zu bewältigen. Werden Herausforderungen zur Belastung, weil sie die Betroffenen zu sehr verunsichern und sie sich nicht zutrauen, diese zu bewältigen, dann können sie den Ausgangspunkt für die Entwicklung von Zwängen bedeuten. Bei den meisten Menschen helfen ritualisierte Verhaltensweisen, Sicherheit zu gewährleisten, wiederherzustellen oder zu schaffen. Bei für die Entwicklung von Zwängen prädisponierten Menschen kann sich in solchen besonderen Herausforderungssituationen zwanghaftes Verhalten verstärken, magisch-versicherndes Verhalten intensivieren und kann die Suche nach Sicherheitsstrategien bis hin zu Zwangsverhalten eskalieren.

Typischer Werdegang einer Zwangsstörung

Gibt es so etwas wie einen typischen Werdegang bei der Entwicklung einer Zwangsstörung? Nicolas Hoffmann (1998b) hat anhand der biografischen Schilderungen von vielen Personen präzise nachgezeichnet, wie eine typische Entwicklung zur Zwangsstörung aussehen kann. Dieser erlebte Werdegang einer Zwangsstörung lässt sich in drei Etappen aufteilen, die sich als eine Abfolge von charakteristischen Episoden beschreiben lassen.[8]

Konfusion der Gefühle

Ausgangspunkt bei der Entwicklung von Zwängen ist fast immer eine starke negative Emotion, die sich meist unerwartet einstellt.

● Annette, eine 18-jährige Patientin, verbrachte drei Tage allein mit ihrem Vater in einem fremden, nicht fertig gestellten Haus auf dem Lande, weit ab von der nächsten Ortschaft. Als sie in der ersten Nacht aufwachte, bemerkte sie, dass der Vater sich zu ihr ins Bett gelegt hatte und versuchte, sich ihr sexuell zu nähern. Sie wehrte ihn ab, traute sich aber nicht, in den nächsten Tagen mit ihm über den Vorfall zu sprechen. Sie konnte auch nicht durchsetzen, dass der Aufenthalt abgebrochen wurde. Dieses Erlebnis bildete den Ausgangspunkt einer langjährigen Erkrankung mit den Hauptsymptomen Berührungsängste und Waschrituale. ●

Belastende Ereignisse führen zu starken Gefühlen wie Schmerz, Trauer, Enttäuschung, Angst, Ekel, Wut, aber auch zu einem Gefühl von Verlassensein. Solche Gefühle werden von den Betroffenen als außerordentlich intensiv beschrieben. Nicht selten sind sie so intensiv, dass selbst die Betroffenen kaum nachvollziehen können, weshalb sie emotional so stark reagieren. Sie sind auch häufig unsicher, welche Gefühle angesichts der Ereignisse stimmig wären, d. h. eine angemessene Reaktion auf das Erlebte darstellen würden.

● Annette beschrieb diese Konfusion der Gefühle so: »Ich wusste nicht, ob ich Angst hatte oder maßlos wütend war. Dann nahm der Ekel wieder überhand, und gleichzeitig fühlte ich mich von aller Welt verlassen.« ●

Wenn die Betroffenen nicht mit dieser Erfahrung klarkommen, werden sie von der Verwirrung ihrer Gefühle überrollt. Sie können das Ereignis nicht richtig einordnen und sind in ihrem Handeln blockiert. Die Konfusion bleibt bestehen, weil sie aus dem Erlebten entweder keine adäquaten Konsequenzen in ihrem Verhalten ziehen oder weil sie sich anderen Personen nicht mitteilen können. Beispielsweise können perfektionistische Ansprüche daran hindern, ein vermeintlich schuldbehaftetes Ereignis mitzuteilen. Da Betroffene sich zudem schlecht selbst behaupten können, fällt es ihnen schwer, sich zu wehren, die Situation zu klären und um Hilfe zu bitten. Wenn sie sich verlassen fühlen oder wenig emotionale Unterstützung durch Angehörige erfahren, bleiben sie mit ihren Gefühlen allein und fühlen sich ihnen hilflos ausgeliefert.

Verlagerung der Bewältigung von innen nach außen

Meistens wirken Betroffene nach einer solchen Erschütterung verunsichert und angespannt. Sie erleben die emotionale Erregung und Verwirrung ihrer Gefühle als etwas in höchstem Maße Bedrohliches. Sie haben das Gefühl, nicht mehr ganz die Person zu sein, die sie vorher waren, nicht mehr ganz im Leben zu stehen, sich nicht mehr ganz auf sich selbst verlassen zu können. Es ist, als ob ihnen etwas Wesentliches abhanden gekommen sei, und sie fühlen sich im wahrsten Sinn des Wortes erschüttert.

In einer solchen Lage verspüren die Betroffenen ein starkes Bedürfnis, dieses »Unvollständigkeitsgefühl« zu überwinden und irgendwie wieder Kontrolle zu erlangen und wieder sicherer zu werden. Da ihnen aber einerseits das erforderliche »Werkzeug« zur inneren Verarbeitung und Bewältigung der verunsichernden Erfahrungen fehlt und da es zudem an der nötigen Unterstützung von außen mangelt, verlagert sich die Bewältigung der Gefühle zunehmend von innen nach außen. Die Betroffenen verlieren zunehmend die Gesamtsituation aus den Augen und richten stattdessen ihre Aufmerksamkeit auf bestimmte Details in ihrer Lebensumgebung. Diese als bedrohlich wahrgenommenen Details werden nun zu subjektiven Chiffren für die schmerzlichen Empfindungen, die im Innern vorherrschen.

● Annette bemerkte am Morgen in dem halb fertigen Haus, in dem sie mit ihrem Vater übernachtet hatte, ein paar »Silberfische« in der Badewanne. Sie wurden zur Chiffre für »Beschmutzendes« oder »Unreines« schlechthin. Seither suchte sie alle Räume, die sie betrat, danach ab und absolvierte umfangreiche Körperwaschungen, wenn ihr etwas »suspekt« vorkam. ●

Weil es den Betroffenen nicht gelingt, innezuhalten und einmal in Ruhe über die Erlebnisse nachzudenken, sich einen Gesamtüberblick zu verschaffen, sie einzuordnen, zu verstehen und zu verarbeiten, verschieben sie ihre Aufmerksamkeit auf Dinge, die sie besser fassen können. Einzelne Elemente der Außenwelt – und zwar solche, die sich in besonderer Weise dazu eignen, Angst zu machen (wie z. B. Silberfische) – geraten mehr und mehr in den Mittelpunkt ihrer Aufmerksamkeit. Und es wird für sie mit einem Mal enorm bedeutsam, mit diesen Details richtig umzugehen, um vermeintlichen Gefahren aus dem Weg zu gehen. Die »Lösung« besteht darin, diese Objekte möglichst zu vermeiden oder – falls dies nicht möglich ist – angemessen damit umzugehen, um so den damit verbundenen »Gefahren« auszuweichen. Scheinbar einfache

Handlungsanweisungen (Zwangsrituale) stellen sich als Möglichkeiten zur Verfügung, um mit den überfordernden und überwältigenden Gefühlen umzugehen.

● Annette bemerkte dazu: »Ich denke überhaupt nicht darüber nach, wie verbreitet die Biester wirklich sind und ob sie gefährlich sind. Ich muss nur richtig damit umgehen.« ●

Damit kann der Zusammenhalt des Selbst wiederhergestellt werden oder zumindest seine vollständige Auflösung verhindert werden. Die inneren Zustände werden nun über den richtigen Umgang mit bestimmten Objekten oder Situationen der Außenwelt reguliert. Damit wird für die Betroffenen ihre Welt wieder überschaubarer: »Außen ist das Böse dingfest gemacht, weil es die Form einfacher Chiffren angenommen hat. Einfache Regeln kodifizieren auch das Verhalten, das im Umgang damit eingehalten werden muss. Über die Kontrolle der äußeren ›Gefahrenmomente‹ kann kurzfristig eine Pseudokontrolle der Innenwelt erreicht werden. *Das, was wirklich den Schmerz und die Angst auslöste, ist weitgehend aus dem Bewusstsein verbannt*«.[9]

Normales System und Zwangssystem

Die Verlagerung der Bewältigung von innen nach außen führt dazu, dass Betroffene nun in vielen Situationen gleichzeitig »zwei Herren dienen« müssen. Es gibt für sie eine Welt der »normalen« Regeln und Bedeutungen, die es immer schon gegeben hat (z. B. ich mache mit dem Auto einen Ausflug und freue mich am sonnigen Wetter und der schönen Landschaft). Und neu hinzugekommen gibt es nun die Welt des Zwangs, der oft Dinge verlangt, die der betroffenen Person selbst absurd erscheinen (z. B.: Was ist mit den beiden Radfahrern geschehen, die ich an der letzten Kreuzung überholt habe? Ich habe sie aus den Augen verloren. Könnte es sein, dass ich sie beim Überholen gestreift habe, sodass sie vom Rad gefallen sind und sich verletzt haben? Ich habe zwar nichts Derartiges bemerkt, aber ich fahre nochmals an die Stelle zurück, um ganz sicher zu sein, dass nichts Schlimmes passiert ist).

Für die Betroffenen hat sich nun ein zweites Referenzsystem entwickelt, in welchem ganz andere Verhaltensregeln gelten. Alles erlangt eine zusätzliche, neue Bedeutsamkeit. Und es hat sich auch eine neue, viel strengere Moral etabliert, die den Ton angibt: »Du musst ... du sollst nicht ... du darfst unter keinen Umständen!« Das Handeln zwischen zwei Welten mit so unterschiedlichen Regeln führt zu massiver Unstimmigkeit im Erleben der Betroffenen. Das neue, vom Zwang diktierte Verhalten wird zwar als fremd und teilweise geradezu unsinnig empfunden. »Ich weiß ja, dass es unsinnig ist«, doch das »aber« folgt auf dem Fuß und gewinnt fast immer die Oberhand. Um mit dieser Unstimmigkeit besser fertig zu werden, versuchen Betroffene immer wieder, ihr Zwangssystem zu begründen und zu rechtfertigen. Zwanghaftes Verhalten wird dann als besonders sorgfältig, gewissenhaft, umsichtig, vorsichtig und klug bewertet.

● So konnte sich Annette über all die Schmutzfinken erhaben fühlen, die unwissend und unbedacht einfach so Türklinken berühren und Handtücher auf Toiletten benutzen und nicht einmal ahnen, was sich da alles an Getier und Ekelhaftem tummelt. ●

Es hat sich eine Zwangsdynamik etablieren können, die zunehmend eine Eigendynamik entwickelt. Das Ziel der Zwangsrituale ist den Betroffenen letztlich unbekannt oder nur plakativ-vordergründig symbolisiert: »niemanden in Gefahr bringen«, »rein bleiben«. Der Weg ist alles. Nach dem Sinn der Handlungsabläufe wird nicht mehr gefragt. Stattdessen versuchen Betroffene ständig, die Rituale nach ganz primitiven Kriterien zu perfektionieren und sie dadurch absolut sicher zu machen.

Die Mittel zur Bekämpfung der Gefühlserschütterung haben

sich als Geister entpuppt, die einst gerufen wurden, aber mittlerweile selbst zum wichtigsten Problem und Leiden geworden sind. Denn tragischerweise tritt nun das »Unvollständigkeitsgefühl«, das zu Beginn für die Entwicklung der Zwangsrituale mitverantwortlich war, erneut auf.

● Annette beschrieb diesen Zustand folgendermaßen: »Ich weiß nie ganz sicher, wann ich fertig bin, wann ich aufhören kann, mich zu waschen. Ich fühle mich oft wie ein Roboter. Ich muss mich dann auf mein Gefühl verlassen und darauf warten, bis es mir sagt, dass ich sauber bin. Das ist alles so unsicher und unklar. In Wirklichkeit ist es oft so, dass ich aus Zeitdruck aufhöre oder wenn ich der Erschöpfung nahe bin.« ●

Die einmal entwickelten Zwangsrituale halten die Zwangsstörung auch lange nach dem ursprünglichen Auslösemoment der Gefühlserschütterung und der damit verknüpften Sorge um den Zusammenhalt des Selbst am Leben. Der Zwang bleibt bestehen, ohne dass er auf seine Tauglichkeit im Umgang mit den Fragen der Bewältigung von Aufgaben und Herausforderungen geprüft würde. Es entwickelt sich, wie gesagt, zunehmend eine Eigendynamik der Zwangsstörung, die auch unter veränderten Bedingungen immer weiter besteht.

1.4 Was hält eine Zwangsstörung am Leben?

Sobald sich eine Zwangsstörung erst einmal entwickelt hat, wird sie durch bestimmte Mechanismen am Leben gehalten. Häufig entwickelt sie ein Eigenleben, sodass die Faktoren, die maßgeblich zu ihrer Entstehung beigetragen haben, für ihre Aufrechterhaltung nun plötzlich an Bedeutung verlieren. Im Wesentlichen sind drei Faktoren dafür verantwortlich, dass sich Zwänge trotz großen Leidens der Betroffenen am Leben halten und von selber kaum mehr verschwinden: Erstens ist es die Art und Weise, wie Betroffene mit ihren ängstigenden Zwangsgedanken umgehen. In problematischer Weise bewerten sie bestimmte Situationen und Gegenstände als dermaßen gefährlich und Angst auslösend, dass es sehr schwierig ist, angesichts solcher Gedanken »ruhig Blut zu bewahren«. Zweitens haben von Zwängen Betroffene für sich problematische Strategien entdeckt (die Zwangsrituale), mit denen sie sich kurzfristig wieder zu beruhigen versuchen. Gerade wegen dieses Beruhigungseffektes werden diese Strategien immer wieder eingesetzt und halten somit den Zwang am Leben. Drittens erfüllen die Zwänge im Erleben der Betroffenen und in ihrer Beziehung zu ihren Angehörigen oft wichtige Funktionen. Sie können z.B. »helfen«, angestaute Aggressionen oder Gefühle der Hilflosigkeit unter Verschluss zu halten. Sie können auch dazu dienen, andere Personen aggressiv zu kontrollieren oder auf Abstand zu halten, um die Respektierung der persönlichen Integrität zu »erzwingen«. So gesehen fungiert der Zwang auch als persönliche Form der Problemlösung. Im Folgenden gehe ich auf die Mechanismen, die den Zwang am Leben erhalten, etwas ausführlicher ein.

Problematische Bewertungen

Von dem altgriechischen Philosophen Epiktet ist uns der folgende Satz überliefert: »Menschen werden nicht durch die Dinge an sich beunruhigt, sondern durch die Ansichten, die sie von ihnen haben.« Dieser Satz trifft auch bei Personen mit einer Zwangsstörung genau zu. Denn ein Hauptproblem der Aufrechterhaltung von Zwängen liegt in der Bewertung problematischer Situationen oder Gedanken. Diese werden als ausgesprochen Angst auslösend beurteilt und verarbeitet: So überschätzen von einer Zwangsstörung Betroffene deutlich die Wahrscheinlichkeit eines Unglücks oder eines Schadens. Beim Ausmalen möglicher Konsequenzen ihres Tuns oder Unterlassens geht ihre Bewertung ganz eigene, zwangsspezifische Wege, die einer rationalen Prüfung nicht standhalten. Sie müssen absolut sicher sein, dass ihre Angst jeder Grundlage entbehrt. Weil ihre Aufmerksamkeit einseitig auf Gefahren sensibilisiert ist, werden die zur Verfügung stehenden Informationen verzerrt und halten die Angst weiterhin am Leben.

Ausgeprägtes persönliches Verantwortungsgefühl

Das ausgeprägte persönliche Verantwortungsgefühl für zukünftige negative Ereignisse im Sinne von Unglück und Schaden spielt nicht nur bei der Entstehung der Zwänge eine wichtige Rolle, sondern trägt auch maßgeblich zu deren Aufrechterhaltung bei.

Die von einer Zwangsstörung betroffene Person glaubt, dass sie der Grund für einen Schaden (Schaden der eigenen oder anderer Personen) ist oder werden kann – wenn sie nicht vorbeugende oder wieder gutmachende Maßnahmen trifft. Sie würde sich demnach schuldig machen, wenn sie dieser Verpflichtung nicht nachkäme. Jedoch nicht genug damit, dass sie sich dafür verantwortlich fühlt, potenziellen »Gefahren« zuvorzukommen. Sie fühlt sich darüber hinaus auch noch für ihre aufdringlichen Gedanken verantwortlich. So mag die von Zwangsimpulsen geplagte Mutter glauben, dass der plötzlich aufgetretene Gedanke »Ich könnte mein Kind an die Wand knallen« ein tatsächliches Risiko beinhaltet, dies auch zu tun, wenn sie nichts unternimmt, um es zu verhindern (wie z. B. vermeiden, mit dem Kind allein zu sein, oder aktiv positive Gedanken wie »Aber ich hab doch mein Kind lieb« denken). Das Leiden erschöpft sich nicht bloß im Auftreten solch aufdringlicher Gedanken, sondern erlebt noch eine Steigerung dadurch, dass die betroffene Person sich für das Auftreten dieser Gedanken persönlich verantwortlich fühlt und gar glaubt, sie sei eine Gefahr für andere, wenn sie nichts dagegen unternimmt.

Welche Konsequenzen hat es, wenn von Zwängen Betroffene sich für etwas verantwortlich fühlen? Tatsächlich ist es für sie noch lange nicht damit getan, dass sie sich Gedanken darüber machen, wie ein eventueller Schaden verhindert werden kann. Sofern sie nämlich irgendeine Möglichkeit zur Beeinflussung des Geschehens sehen, geben sie sich damit nicht zufrieden, sondern setzen diese gleich mit einer Kontrolle bis ins Letzte. Wenn sie auch nur geringen Einfluss auf die Verhinderung schrecklicher Konsequenzen haben können, tragen sie dafür trotzdem die ganze Verantwortung. Das Gefühl der Verantwortlichkeit nimmt nur dann ab, wenn sie auf andere übertragen werden kann (z.B. PartnerIn, Klinik). Sobald sich die Person wieder zu Hause »in ihren eigenen vier Wänden« befindet, steigt das Verantwortungsgefühl (wieder) an.

Überschätzung des Gefahrenpotenzials

Um das Gefahrenpotenzial einer Situation abzuschätzen und entsprechend zu handeln, spielen einerseits die Wahrscheinlichkeit (wie wahrscheinlich ist es, dass ich die Türe offen gelassen habe?) und andererseits die Bedeutsamkeit (wie schlimm wäre es, wenn ich die Türe offen gelassen hätte?) eine wichtige Rolle. In der Regel überschätzen Personen mit einer Zwangsstörung mögliche Gefahren massiv, sowohl die Wahrscheinlichkeit, dass eine Gefahr auftritt, als auch die katastrophalen Konsequenzen, die diese Gefahr nach sich ziehen würde. Erschwerend kommt hinzu, dass gleichzeitig die persönlichen Fähigkeiten, mit möglichen Risiken und Schäden richtig umzugehen, unterschätzt werden. Personen mit Zwängen sind nicht besonders zuversichtlich, im Falle eines Unglücks richtig zu reagieren. Sie gehen davon aus, dass sie in einer riskanten Situation total überfordert wären. Auch darum ist es für sie so wichtig, solche Ereignisse um jeden Preis zu verhindern.

Zweifel und Ungewissheit können weiter bestehen, weil es eigentlich nie möglich ist, etwas »hundertprozentig richtig« zu machen. Vor allem, wenn die Befürchtungen in die Zukunft gerichtet sind, gibt es eigentlich immer die Möglichkeit, etwas falsch zu machen. Die Maxime »Vertrauen ist gut, Kontrolle ist besser« rechtfertigt sozusagen das kleinere Übel der wiederholten Schadensvorbeugung durch Zwangsrituale.

Verschmelzung von Gedanken und Handlungen

Ein weiterer wichtiger Mechanismus zur Aufrechterhaltung der Zwänge besteht darin, dass Gedanken und Handlungen nicht mehr klar voneinander unterschieden werden können. Wenn Denken und Handeln gleichgesetzt werden, bedeutet dies auch, dass sich die Person für ihre Gedanken genauso zu verantworten hat wie für ihre Taten. Magische und moralische Überzeugungen werden wirksam. Die Verschmelzung von Gedanken und Handlungen äußert sich in den beiden Einstellungen:

- Wenn ich an ein negatives Ereignis denke, erhöht sich die Wahrscheinlichkeit, dass dieses auch eintritt.
- Wenn ich an eine »unmoralische«, unangemessene Tat denke, ist dies praktisch dasselbe, wie wenn ich eine solche Tat begehen würde.

Gedanken sind demzufolge in moralischer Hinsicht genauso verwerflich wie Taten. So kann die fürsorgliche Mutter mit Zwangsgedanken nicht klar unterscheiden, dass ihr Gedanke, sie könne ihrem Kind ein Leid antun, nicht dasselbe ist, wie diese Tat auch auszuführen. Vielmehr bewertet sie den Gedanken als Vorläufer für die schädigende Handlung, was ihn umso bedrohlicher macht. Diese Gleichsetzung von Gedanken und Taten hat eine lange Tradition im christlichen Glauben und prägt noch bis in die jüngste Zeit manche Kindheit und Jugend.

Besorgnis erregende Gedanken gewinnen oft noch zusätzlich an Bedeutung, weil die davon betroffene Person glaubt, diese würden wahrscheinlich doch ihre »wahre Natur« (»das Monster in mir«) widerspiegeln. Nur böse und schlechte Menschen haben schlechte Gedanken. Die von Zwangsimpulsen gequälte Mutter gerät in Zweifel, ob sie vielleicht ihrem Kind gegenüber eine ambivalente Haltung hat und ob nicht doch eine Seite in ihr sich den Tod des Kindes wünscht. Weshalb sonst würde ihr so ein Gedanke überhaupt kommen, wenn er ihr ganz fern liegen würde? So zieht die Verschmelzung von Gedanken und Handlungen immer weitere Kreise und nährt Zweifel auch an der eigenen Person, den eigenen Wertvorstellungen und dem eigenen Wert. Was dabei auf der Strecke bleibt, ist die realistische Einschätzung der bisherigen Handlungen, die in der Vergangenheit nicht den geringsten Hinweis auf eine solche Tat gegeben haben.

Problematische Grundannahmen

Warum Menschen Dinge in der einen oder anderen Weise bewerten, hängt stark davon ab, welche Überzeugungen sie im Laufe ihres Lebens erworben haben. Auch gesunde Menschen werden durch Gedanken, die ihnen unwillkürlich kommen, vorübergehend beunruhigt. Bei Personen mit einer Zwangsstörung ist diese Beunruhigung jedoch viel stärker ausgeprägt und dauert länger an. Dies hängt damit zusammen, dass sie aufdringliche Gedanken, Impulse und bildhafte Vorstellungen in zwangstypischer Weise bewerten. Von einer Zwangsstörung Betroffene machen eine Reihe von typischen, problematischen Annahmen, welche die Zwänge mit verursachen, sie mit aufrechterhalten oder gar dazu dienen, die Zwangshandlungen als stimmig-sinnvoll zu rechtfertigen:[10]

- Etwas zu denken ist dasselbe, wie es zu tun.
- Einen Schaden nicht verhindern/nicht zu verhindern suchen ist dasselbe, wie den Schaden verursachen.
- Die persönliche Verantwortung für Gedanken und Taten lässt sich nicht reduzieren – weder durch ganz geringe Wahrscheinlichkeiten noch durch die Tatsache, dass andere Personen auch eine Rolle für den Verlauf und den Ausgang von Ereignissen spielen.

- Einen aufdringlichen Gedanken nicht zu neutralisieren suchen – d. h. ihn weder zu korrigieren noch ungeschehen zu machen – bedeutet eigentlich genau dasselbe, wie den Schaden effektiv zu verursachen bzw. zu wünschen.
- Man sollte (und man kann es auch) die eigenen Gedanken kontrollieren.
- Wenn man besonders aufmerksam bleibt, kann man Unheil und Unglück verhindern.
- Es ist von zentraler Wichtigkeit, Gewissheit darüber zu haben, dass keinerlei Schaden entstanden ist oder entstehen kann.
- Nicht perfekt zu sein ist dasselbe wie zu versagen.

In magischer Weise werden die Inhalte der Gedanken mit dem Eintreten von realem Schaden verknüpft. Dies führt dazu, dass man künftig alles daransetzen muss, um möglichen Schaden zu verhindern. Wenn Gedanken mit Taten gleichgesetzt werden, ist auch besser verständlich, dass die Zwangsrituale, die zur Schadensvorbeugung eingesetzt werden, oft ebenfalls wenig realistischen Bezug zu der »normalen« Erfahrung aufweisen (z. B. wenn Sich-Waschen dazu dienen soll, die Angst vor Ansteckung mit dem HIV-Virus einzudämmen).

Problematische Bewältigungsstrategien

Sorge, Unbehagen, Befürchtungen, Angst und Anspannung sind Folgen der Angst erzeugenden Bewertungen. Auf problematische Weise wird nun diese negative Befindlichkeit fehlinterpretiert als ein Signal dafür, dass es für die Befürchtung einen realen Grund gibt. Es findet aufgrund der emotionalen Beweisführung bzw. des »Gefühlsdenkens« ein gedanklicher Fehlschluss statt (»wenn ich so beunruhigt bin, muss es auch einen tatsächlichen Anlass zur Beunruhigung geben«). Je mehr die ängstliche Erregung ansteigt, desto dringender muss etwas dagegen unternommen werden, um die »Gefahr« zu bannen. Personen mit einer Zwangsstörung haben verschiedene Strategien für sich »entdeckt«, um die Angst zu bewältigen und sich wieder zu beruhigen:

- Sie versuchen, den Gefahrensignalen auszuweichen. Dazu werden jene Orte und Gegenstände, die als Auslöser für Zwangsgedanken, Befürchtungen und Unbehagen wirken, nach Möglichkeit gemieden.
- Sie versuchen mithilfe von offenen oder verdeckten Zwangsritualen, Schaden wieder gutzumachen oder Schaden zu verhindern. Ihre Zwangsrituale dienen also zum einen der Prävention von Schaden und zum andern der Reduktion der belastenden und quälenden Gefühle.
- Sie versuchen, gegen unwillkürlich auftretende Zwangsgedanken anzukämpfen und sie zu unterdrücken.

Vermeidungsverhalten

Da beängstigende Zwangsgedanken meist durch externe Auslöser (Situationen, Objekte, Personen) hervorgerufen werden, versuchen Betroffene, solche Situationen möglichst zu vermeiden. Doch dieses Vermeidungsverhalten löst das Problem nicht, sondern erhöht noch die Sorge um Gefahren und Befürchtungen, weil immer stärker darauf geachtet wird, was vermieden werden muss – weil es eben so »gefährlich« ist.

Darüber hinaus reicht diese Vermeidungstaktik nie ganz aus, weil sich Gedanken auch an irgendwelchen beliebigen Gegenständen und Orten festmachen können, die über unzählige Querverbindungen wiederum direkt mit den ursprünglichen Befürchtungen verbunden sind. Alle von einer Zwangsstörung Betroffenen kennen diese leidvollen Übertragungsketten von gefährlichen Orten und Dingen. Und selbst wenn eine Person noch so sehr darauf achtet, mit keinem Angst auslösenden Gegenstand in Berührung zu kommen, ist sie trotzdem nie hundertprozentig sicher, ob ihr dies auch gelungen ist. Da sie jedoch selbst kleinste Risiken nicht eingehen kann, wird sie sich sicherheitshalber mit einem Zwangsritual zu beruhigen versuchen.

Zwangsrituale

Alle Rituale, die als Schutzmaßnahmen gegenüber den Gefahren wirken sollen, halten tragischerweise die Gedanken an die Gefahr und damit die Angst am Leben. Wenn Betroffene erleben, dass nichts passiert ist, werten sie dies nicht als Zeichen dafür, dass keine Gefahr bestanden hat. Vielmehr glauben sie, dass nur »dank« ihrer Zwangsrituale ein Schaden vermieden werden konnte. Ähnlich wie ein bellender Hofhund sich immer wieder darin bestätigt fühlt, dass er aufgrund seines Bellens die auf den Hof zukommenden Wanderer vertrieben hat, glauben Betroffene einer Zwangsstörung, allein aufgrund ihrer Zwangsrituale Schaden verhindert zu haben. Weil sie diese Zwangsrituale immer wieder praktizieren, können sie zudem nicht mehr die konkrete Erfahrung machen, dass auch ohne ihre Rituale die befürchteten negativen Konsequenzen ausbleiben. Im Gegenteil, es verstärkt sich zunehmend die Gewissheit, dass einzig und allein das Ausüben der Rituale eine Katastrophe verhindern kann.

Ungünstigerweise werden die Kriterien dafür, wann ein Zwangsritual beendet werden kann, wann demnach »genügend getan« wurde, um Schaden zu verhindern oder um Unglück wieder gutzumachen, mit der Zeit immer schwammiger. Die Handlung wird nicht mehr nach der realen Wirkung beurteilt, sondern nach einem vagen Gefühl von Stimmigkeit (»Es fühlt sich richtig an«). Zwangshandlungen können erst beendet werden, wenn die unangenehmen Gefühle reduziert worden sind und die Rituale ohne störende begleitende Zwangsgedanken durchgeführt werden konnten. Somit wird Sicherheit über Entscheidungen und Taten immer mehr zu einer Gefühlssache. Dies bedeutet, dass die ursprünglich klar formulierten Kriterien, wann eine Sache in Ordnung ist, immer mehr verschwimmen und die Zwangsrituale immer länger dauern, ganz und gar abhängig vom Gefühl der Stimmigkeit.

Unterdrückung von Zwangsgedanken

Stop obsessing! lautet der Titel eines Buches zur Selbsthilfe bei Zwängen. Genau dieses willentliche Stoppen der Zwangsgedanken funktioniert jedoch nicht. Dennoch versuchen Betroffene mit Zwangsgedanken immer wieder, die aufdringlichen Gedanken zu unterdrücken und nicht mehr an sie zu denken. So verständlich der Versuch ist, das Auftreten dieser unwillkürlichen Gedanken zu stoppen, so gering ist die Chance auf deren erfolgreiche Unterdrückung. Paradoxerweise treten solche Gedanken sogar häufiger auf, wenn man aktiv versucht, sie zu unterdrücken oder nicht mehr daran zu denken. Dieser Effekt ist unabhängig davon, ob es sich um belastende Inhalte handelt oder z. B. um rote Giraffen. Wenn Personen im Rahmen eines Verhaltensexperimentes aufgefordert werden, ihr Bestes zu versuchen, um in den nächsten Minuten nicht an eine rote Giraffe zu denken, gelingt dies nie. Denn es ist schlicht unmöglich, absichtlich an etwas nicht zu denken, ohne immer wieder an das zu denken, woran man nicht denken will/soll.

Auch wenn jemand über längere Zeit versucht hat, bestimmte Gedanken zu unterdrücken, und nun nicht mehr aktiv dagegen ankämpft, wird er erleben, dass zunächst diese Gedanken wieder verstärkt auftreten. In einer Art Überschwang treten die ungewollten Gedanken noch häufiger auf als vor den (ungeeigneten) Versuchen, sie aus dem Weg zu schaffen und zu kontrollieren.

Jegliche Unterdrückungsversuche von Besorgnis erregenden Zwangsgedanken haben zur Folge, dass diese intensiver und häufiger auftreten, was bei den davon Betroffenen Ohnmacht auslöst und die Ängste davor noch verstärkt.

Zwang als persönliche Form der Problemlösung

In seinem ersten Artikel über Phobien und Zwänge beschreibt Sigmund Freud den Fall einer Frau, die sich hundert Mal am Tag die Hände wusch und nur noch mit den Ellbogen Türklinken öffnen konnte. Freud interpretierte dieses Verhalten aufgrund der Lebensgeschichte dieser Frau folgendermaßen: »Die Waschungen waren symbolisch und dazu bestimmt, an die Stelle der moralischen Reinheit, deren Verlust sie bereute, die körperliche Reinheit zu setzen. Sie quälte sich mit Vorwürfen für eine eheliche Untreue, deren Erinnerung sie auszulöschen trachtete.«[11] Freud erklärt den Mechanismus der Zwangsstörung damit, dass eine psychische Verschiebung stattfindet vom Eigentlichen, Bedeutsamen (Schuldgefühle wegen der ehelichen Untreue) auf eine andere Ebene, die mit dem ursprünglichen Problem an sich nichts mehr zu tun hat. Eine »falsche Verknüpfung« ist daher für die unsinnigen und als absurd erscheinenden Zwangssymptome verantwortlich.

Tatsächlich erscheint die Annahme, dass über die Entwicklung der Zwänge eine bestimmte (ungelöste) Problematik durch eine falsche Verknüpfung auf eine andere Ebene verschoben wird, sehr plausibel. Die Zwangssymptomatik stellt aus dieser Perspektive eine Art Problemlösung für gewisse psychische Probleme dar, die nicht auf andere Weise gelöst werden konnten.

Wenn wir uns nochmals an den von Hoffmann beschriebenen typischen Werdegang einer Zwangsstörung erinnern (siehe in Kapitel 1.3 den Abschnitt: »Typischer Werdegang einer Zwangsstörung«, S. 61 ff.): Personen entwickeln Zwänge, um eine erlebte Gefühlskonfusion zu überwinden und um irgendwie wieder Kontrolle und Sicherheit zu erlangen. Mithilfe des Zwangs wird die Welt wieder überschaubarer, indem das »Böse« nach außen verlagert wird und es nun »nur« noch darum geht, mithilfe von einfachen Verhaltensregeln »richtig«

damit umzugehen. Man kann daher den Zwang auch als eine persönliche Form der Problemlösung betrachten.

Schutz vor dem Erleben negativer Gefühle

Auf der Ebene des Erlebens können Zwänge dazu dienen, sich vor starken negativen Gefühlen zu schützen bzw. sich kurzfristig wieder zu beruhigen. Meistens werden diese Gefühle als Angst, Unbehagen, innere Anspannung empfunden. In manchen Fällen liegt jedoch die Vermutung nahe, dass Angst als »legalisierte« Emotion (Angst haben ist erlaubt) die Person vor dem Erleben anderer schmerzhafter Gefühle wie Wut, Trauer, Alleingelassensein, Hilflosigkeit schützt oder auch von der Erinnerung an traumatische Erlebnisse ablenkt.

● Frau U., eine 32-jährige freischaffende Künstlerin, die mit ihrem 9-jährigen Sohn zusammenlebt, leidet seit Jahren unter einem Putzzwang. Sie beschreibt das Putzen als schreckliche Sisyphusarbeit, die keinen Sinn mache. In Stresssituationen lasse sie manchmal drei Wasserhähne gleichzeitig laufen, weil dies eine beruhigende Wirkung auf sie habe. Mit dem Putzen kann Frau U. vor allem ein gefühlsmäßiges Chaos verhindern, sich über die Rituale beruhigen und ein Gefühl von Sicherheit erlangen. Aus ihrer Lebensgeschichte erfahren wir, dass sie in der Vergangenheit zwei sie schwer belastende Erlebnisse hatte. Mit 14 Jahren ging sie mit ihrem 11-jährigen Bruder an einen Fluss baden und musste hilflos mit ansehen, wie ihr Bruder, der zu ihr schwimmen wollte, von der Strömung mitgerissen wurde. Er wurde drei Tage später tot geborgen. Ein paar Jahre später lernte sie ihren Ehemann kennen, der noch während ihrer Schwangerschaft an einem Hirntumor erkrankte und bald darauf verstarb. ●

Frau U. leidet neben ihrer Zwangsstörung unter einer primären, d. h. einer der Zwangsstörung zeitlich vorausgehenden, mittelschweren Depression. Die ritualisierten Zwangshandlungen dienen in erster Linie dazu, von Gefühlen der Traurigkeit und innerer Leere, aber auch von Gedanken der Sinnlosigkeit ihrer Existenz abzulenken. Sie wird von den Zwängen dermaßen in Beschlag genommen, dass sie die noch schwerer zu ertragende depressive Befindlichkeit vermeiden kann und sich stattdessen vor dem »Zivilisationsdreck« zu schützen versucht. Um dieser Frau zu helfen, muss man nicht zuerst an den Zwängen den Hebel ansetzen, sondern an der depressiven Störung. Ansonsten würde man den »Ast absägen, auf dem sie sitzt«.

Kompensation von Entwicklungsdefiziten

Zwänge können auch dazu dienen, gewisse Entwicklungsdefizite zu kompensieren. Tatsächlich weisen viele Personen mit einer Zwangsstörung in ihrem Sozialverhalten deutliche Defizite auf, und zwar hauptsächlich in Bezug auf ein niedriges Selbstwertgefühl, mangelnde soziale Kompetenz und zwischenmenschliche Erlebnisfähigkeit. Bei manchen Betroffenen handelt es sich um so grundlegende Störungen, dass sie nicht in der Lage sind, das Verhalten anderer Personen richtig zu interpretieren bzw. adäquat darauf zu reagieren. Mithilfe ihrer Zwänge können sie sich aus sozialen Situationen zurückziehen und können so verhindern, dass sie immer wieder dem Erleben ihres sozialen Versagens ausgeliefert sind. Auch bei weniger schwer wiegenden sozialen Defiziten kann man feststellen, dass Personen mit Zwängen häufig Schwierigkeiten haben, sich angemessen durchsetzungsfähig zu verhalten oder freundschaftliche Beziehungen zu knüpfen und aufrechtzuerhalten.

Waffe in interpersonalen Machtkämpfen

Zwänge können auch dazu dienen, die Beziehung zu nahen Bezugspersonen zu regulieren. Oft dient der Zwang dazu, andere Personen auf Distanz zu halten, um so ein Stück Respektierung der persönlichen Integrität zu »erzwingen«. Angehörige können dazu gezwungen werden, sich den Zwängen zu unterwerfen bzw. selbst bei Zwangshandlungen mitzumachen (z. B. das Kontrollieren von Dingen übernehmen). Sie fühlen sich in ihrer persönlichen Autonomie und in ihrem persönlichen Handlungsspielraum beeinträchtigt. So kommt es in der Beziehung zwischen Betroffenen und Angehörigen immer wieder zu Machtkämpfen, die bis hin zu tätlichen Auseinandersetzungen gehen können.

Mit ihrem unterschwellig aggressiven Interaktionsstil können Personen mit einer Zwangsstörung eine gefühlsbetontere, spontanere und engere Beziehung zu anderen vermeiden. Die Angst vor Nähe und das Misstrauen anderen gegenüber werden so pseudo-kompensiert mit kurzfristigen »Siegen« in den Interaktionen. Längerfristig jedoch führen diese Siege zu der »sich selbst erfüllenden Prophezeiung«, dass man nicht gemocht und gemieden wird. Mit dem Zwangsverhalten als »Waffe« in interpersonalen Machtkämpfen erzwingt die Person mit einer Zwangsstörung körperliche und emotionale Distanz und kann sich so vor übergriffigem Verhalten anderer schützen.

Ventil für unterdrückte Aggressionen

Die ab und zu von TherapeutInnen geäußerte Vermutung, aggressive Zwangsgedanken und -impulse könnten auch Ausdruck einer ambivalenten Haltung einer anderen Person (z. B. einer Mutter gegenüber ihrem Baby) gegenüber sein, kann sich auf die von Zwangsimpulsen geplagte Personen geradezu verheerend auswirken. Denn sie bestätigt Betroffene darin, dass ihre Angst vor den gedanklichen Impulsen gerechtfertigt ist. Damit wird die Angst vor dem »Monster« in sich noch verstärkt und die betroffene Person noch mehr verunsichert. Darüber hinaus verkennt diese Annahme auch die Tatsache, dass von aggressiven Zwangsimpulsen Betroffene nie und nimmer solche Impulse in die Tat umsetzen würden, weil dies ganz entschieden ihren eigenen Wertvorstellungen widerspräche.

Es trifft allerdings zu, dass für viele Personen mit aggressiven Zwangsgedanken das Empfinden von aggressiven Gefühlen dermaßen tabuisiert ist, dass allein schon der Gedanke daran Furcht erregend wirkt. Könnte eine solche Person zulassen, dass sie in manchen Situationen auch Wut empfindet, kämen aggressive Zwangsimpulse wohl viel seltener vor. Man kann daher annehmen, dass Zwänge Betroffene zwar auf der einen Seite vor einem Ausbruch angestauter Aggressionen schützen, aber auf der interpersonellen Ebene ein Ventil für unterdrückte Aggressionen darstellen können, indem nahe Bezugspersonen z.B. über die starke Reglementierung ihres Verhaltens aufgrund der Zwänge »bestraft« werden.

● Frau G. ist 52 Jahre alt, verheiratet und Mutter von zwei erwachsenen Töchtern, die mittlerweile ihre Ausbildung abgeschlossen haben und von zu Hause ausgezogen sind. Frau G. arbeitet als selbstständige Gemeindeschwester und hat in den letzten Jahren erfolgreich ein Psychologiestudium an einer Fachhochschule absolviert. Ihr Ehemann arbeitet in einer Führungsposition in der Stadtverwaltung. Frau G. leidet seit 20 Jahren unter einem ausgeprägten Putz- und Ordnungszwang. Jede Woche muss sie nach einem vorgegebenen Ritual das ganze Haus putzen und alles in Ordnung bringen. Die Familienmitglieder müssen sich an strikte Regeln halten (z.B. Schuhe an der Haustüre ausziehen, keine Benutzung von Küche und Kühlschrank). Seit vielen Jahren werden keine Gäste mehr nach Hause eingeladen, weil Frau G. nach einem solchen Besuch in der Nacht stundenlang putzen und alles wieder in Ordnung bringen müsste.

Aus der Lebensgeschichte von Frau G. geht hervor, dass sie sich – insbesondere in den ersten Ehejahren – von ihrem Mann und ihrer Schwiegermutter sehr im Stich gelassen und stark kritisiert fühlte. Obwohl sie unter turbulenten Umständen, eine Zeit lang im Ausland lebend und mit ihrer zweiten Tochter schwanger, den ganzen Haushalt alleine führte, hatte sie immer wieder das Gefühl, dass sie nichts recht mache und deswegen ständig kritisiert wurde. Der sich damals entwickelnde Putz- und Ordnungszwang diente

Frau G. hauptsächlich dazu, sich eigene Bereiche zu schaffen, in die ihr niemand mehr reinreden konnte. Gleichzeitig beschnitt sie die Freiräume ihres Partners zu Hause massiv dadurch, dass er sich nicht frei bewegen konnte und auch keine Gäste einladen durfte. Der Bereich Haushaltsführung und Putzen, von dem sie ursprünglich sehr beansprucht worden war, fungierte nun als Ventil für ihre Wut und ihre Aggressionen gegenüber Ehemann und Schwiegermutter, von denen sie sich permanent kritisiert und vernachlässigt gefühlt hatte. ●

Zwänge eignen sich daher in verschiedener Weise dazu, eigene Emotionen zu regulieren.

2 Zwänge überwinden

Zwänge sind äußerst hartnäckig und bleiben selbst dann weiter bestehen, wenn die Faktoren, die zu ihrer Entwicklung beigetragen haben, nicht mehr von Bedeutung sind. Ihr Ablauf gleicht dabei einem Teufelskreis. Aus diesem Grund führt in den meisten Fällen kein Weg daran vorbei, diese »Eigendynamik« zu durchbrechen, indem die Therapie an der Zwangssymptomatik selbst ansetzt und direkt die Ablaufdynamik der Zwänge zu verändern sucht. Die kognitive Verhaltenstherapie hat in den letzten 40 Jahren eine Reihe von Strategien zur Bewältigung von Zwängen entwickelt und wissenschaftlich überprüft. Wir wissen heute, dass mit diesen Methoden der überwiegenden Mehrheit der Betroffenen geholfen werden kann, ihre Zwänge besser in den Griff zu bekommen. Einige Methoden, die zur kognitiv-verhaltenstherapeutischen Behandlung der Zwangssymptomatik entwickelt wurden, eignen sich auch zur Selbsthilfe.

2.1 Welche Zwänge machen Ihnen das Leben schwer?

Zwangsstörungen drehen sich meist um die Themen Verantwortung und Schuld, Unsicherheit und Zweifel, unakzeptable Gedanken und Impulse aggressiver, sexueller oder blasphemischer Art. Es geht immer um mögliche Befürchtungen, Sorgen und Ängste, die häufig in die Zukunft weisen. Die Inhalte der Befürchtungen haben sich im Laufe der Zeit verändert. Stand früher insbesondere die Angst vor Seuchen im Vordergrund, wurde diese später durch die Angst vor Geschlechtskrankheiten und Krebs abgelöst. Heutzutage spielen Ängste vor AIDS, BSE und ganz aktuell SARS eine wichtige Rolle.

Die Erscheinungsformen der Zwangsrituale sind zudem

von kulturellen Einflüssen geprägt und lehnen sich häufig in übertriebener Form an kulturelle Rituale an, die Gemeinschaften im Umgang mit zentralen, schwierigen Themen wie Katastrophen, Krankheit oder Tod entwickelt haben. Dabei spielen Schuld und Sühne eine zentrale Rolle.

Im Folgenden möchte ich Ihnen Gelegenheit geben, anhand einer umfassenden Checkliste möglicher Erscheinungsformen von Zwangsgedanken und Zwangshandlungen selbst zu überprüfen, ob Sie tatsächlich unter Zwangssymptomen leiden, falls ja, auf welche Themenbereiche sich diese hauptsächlich beziehen und wie ausgeprägt – und demzufolge belastend und beeinträchtigend – sie sind.

Testen Sie sich selbst[12]

Kreuzen Sie die Symptome an, die Sie zurzeit bei sich selbst beobachten. Ein Stern (*) bedeutet, dass das betreffende Symptom ein Zwangssymptom sein kann, aber auch Merkmal einer anderen psychischen Störung. Um zu beurteilen, ob Sie ein bestimmtes Symptom haben, können Sie sich an der Beschreibung der dazugehörigen Beispiele orientieren.[13]

Art der Zwangsgedanken

Zwangsgedanken mit aggressivem Inhalt

- **Ich befürchte, mich selbst zu verletzten.**
  Angst, sich beim Essen mit Messer und Gabel zu verletzen; Angst, sich beim Hantieren mit scharfen Gegenständen zu verletzen; Angst, sich an Glasscheiben zu verletzen

- **Ich befürchte, anderen Schaden zuzufügen oder sie zu verletzen.**
  Angst, das Essen anderer Leute zu vergiften; Angst, Babys zu verletzen; Angst, jemanden vor den Zug zu stoßen; Angst, die

Gefühle anderer zu verletzen; Angst, sich schuldig zu machen, weil man bei einer Katastrophe keine Hilfe leistet; Angst, jemandem durch einen schlechten Ratschlag zu schaden

- **Ich habe gewalttätige oder schreckliche Bilder und Vorstellungen im Kopf.**
  Vorstellungen von Gewaltverbrechen, Körpern mit abgetrennten Gliedmaßen oder anderen entsetzlichen Szenen

- **Ich habe Angst, ungewollt obszöne oder beleidigende Dinge auszusprechen.**
  Angst, in der Öffentlichkeit, z. B. in der Kirche, Obszönitäten zu äußern; Angst, unanständige Wörter oder Sätze zu schreiben

- **Ich habe Angst, ich könnte etwas Peinliches tun.***
  Angst, sich vor anderen zu blamieren

- **Ich habe Angst, ich könnte ungewollt einem unkontrollierbaren Impuls nachgeben.**
  Angst, gegen einen Baum zu fahren; Angst, jemanden zu überfahren; Angst, mit dem Messer auf einen Freund einzustechen

- **Ich habe Angst, ich könnte ungewollt einen Diebstahl begehen.**
  Angst, die Kassiererin im Laden zu betrügen; Angst, wertlose Dinge aus einem Geschäft zu stehlen

- **Ich habe die Befürchtung, ich könnte andere aus Unaufmerksamkeit verletzen.**
  Angst, einen Unfall zu verursachen, ohne es zu bemerken (wie ein Verkehrsunfall mit Fahrerflucht)

- **Ich habe Angst, ich könnte daran schuld sein, dass irgendetwas anderes Schreckliches passiert.**
  Angst, beim Verlassen des Hauses nicht sorgfältig genug alles zu überprüfen und dadurch ein Feuer oder einen Einbruch zu verschulden

Zwangsgedanken, die sich auf Verseuchung/Verschmutzung beziehen

- **Der Gedanke an körperliche Ausscheidungen beunruhigt mich sehr bzw. ich empfinde großen Ekel vor ihnen.**
  Angst, sich in öffentlichen Toiletten mit AIDS, Krebs oder anderen Krankheiten zu infizieren; Ekel vor dem eigenen Speichel, Urin, Kot, Samen oder Vaginalsekret
- **Schmutz und Keime ängstigen mich sehr.**
  Angst vor Übertragung von Krankheitserregern durch Sitzen auf bestimmten Stühlen, Händeschütteln oder Berühren von Türgriffen
- **Ich fürchte mich übermäßig vor Umweltgiften.**
  Angst vor Verseuchung durch Asbest oder Radon; Angst vor radioaktiven Stoffen; Angst vor Dingen, die aus Städten mit Giftmülldeponien kommen
- **Bestimmte Haushaltsreiniger machen mir Angst.**
  Angst vor giftigen Küchen- und Sanitärreinigern, Lösungsmitteln, Insektensprays oder Terpentin
- **Ich fürchte mich übermäßig davor, mit bestimmten Tieren in Berührung zu kommen.**
  Angst, mich über ein Insekt, einen Hund, eine Katze oder ein anderes Tier mit einer Krankheit zu infizieren
- **Ich fühle mich sehr beunruhigt durch klebrige Substanzen oder andere Rückstände.**
  Angst vor Krankheitserregern oder Giften, die an Klebeflächen oder anderen klebrigen Substanzen haften könnten
- **Ich mache mir große Sorgen, dass ich mich irgendwo anstecken und krank werden könnte.**
  Angst, durch Infektion oder Verseuchung nach kürzerer oder längerer Zeit schwer krank zu werden

- **Ich habe Sorge, dass ich andere anstecken könnte.**
  Angst, nach Kontakt mit giftigen Stoffen (z. B. Benzin) oder nach Berührung bestimmter Stellen des eigenen Körpers andere anzufassen oder für sie Mahlzeiten zuzubereiten

Zwangsgedanken mit sexuellem Inhalt

- **Ich leide unter perversen sexuellen Gedanken, Vorstellungen oder Impulsen.**
  Belastende sexuelle Gedanken, die sich auf Fremde, Freunde oder Familienmitglieder beziehen
- **Ich leide unter sexuellen Zwangsvorstellungen, in denen Kinder oder enge Verwandte (Inzest) eine Rolle spielen.**
  Angst, eigene oder andere Kinder sexuell zu belästigen
- **Ich leide unter Zwangsgedanken, die sich auf Homosexualität beziehen.***
  Zweifel wie: »Bin ich homosexuell?« oder: »Was, wenn ich plötzlich schwul werde?«, obwohl es keine Grundlage für solche Gedanken gibt
- **Ich leide unter Zwangsgedanken, die sich um sexuelle Übergriffe auf andere Personen drehen.***
  Belastende Vorstellungen zu gewalttätigen sexuellen Annäherungen an erwachsene Fremde, Bekannte oder Familienmitglieder

Zwangsgedanken bezüglich Sammeln und Aufbewahren von Gegenständen

- **Ich habe Zwangsgedanken, die das Sammeln und Aufbewahren von Gegenständen betreffen.**
  Angst davor, etwas wegzuwerfen, was man in Zukunft noch einmal brauchen könnte; der Drang, unterwegs Gegenstände aufzuheben und wertlose Dinge zu sammeln

Zwangsgedanken mit religiösem oder moralischem Inhalt

- **Ich habe Angst, eine Gotteslästerung zu begehen.**
  Angst, gotteslästerliche Dinge zu denken oder zu äußern bzw. dafür bestraft zu werden

- **Ich beschäftige mich übermäßig damit, ob ich moralisch richtig oder falsch handle.**
  Die Sorge, auch wirklich immer »das Richtige« zu tun; Angst, gelogen oder jemanden betrogen zu haben

Zwangsgedanken bezüglich Symmetrie oder Genauigkeit

- **Ich habe Zwangsgedanken über Symmetrie oder Genauigkeit.**
  Die Sorge, Bücher könnten unordentlich im Regal stehen, Zeitungen nicht ordentlich aufeinander gestapelt sein; Angst, die Handschrift oder angestellte Berechnungen wären unvollkommen

Andere Zwangsgedanken

- **Ich habe den Drang, bestimmte Dinge unbedingt wissen oder erinnern zu müssen.**
  Die Überzeugung, man müsse sich bestimmte unwichtige Dinge merken wie Nummernschilder, die Namen von Schauspielern in Fernsehfilmen, alte Telefonnummern oder Sprüche von Autoaufklebern oder T-Shirts

- **Ich fürchte mich davor, bestimmte Dinge zu sagen.**
  Angst, bestimmte Wörter zu benutzen (z. B. die Zahl Dreizehn), da sie Unglück bringen könnten; Angst, etwas Respektloses über einen Toten zu sagen

- **Ich habe Angst, nicht das Richtige zu sagen.**
  Angst, nicht das zu sagen, was man sagen will, oder sich nicht richtig auszudrücken

- **Ich fürchte mich davor, Dinge zu verlieren.**
  Maßlose Angst, die Brieftasche oder unwichtige Dinge wie ein Stück Papier zu verlieren

- **Lästige (nicht gewaltbezogene) Bilder oder Vorstellungen drängen sich auf.**
  Nichtssagende, aber störende Vorstellungen, die sich einem aufdrängen
- **Lästige (unsinnige) Geräusche, Wörter oder Melodien drängen sich auf.**
  Wörter, Lieder oder Geräusche, die sich nicht abstellen lassen
- **Ich fühle mich belästigt durch bestimmte Töne oder Geräusche.***
  Sich stark durch Geräusche wie laut tickende Uhren oder Stimmen aus einem anderen Zimmer, die einen vom Schlafen abhalten, gestört fühlen
- **Ich habe Glücks- und Unglückszahlen.**
  Gedanken, die sich um bestimmte Zahlen (z. B. die 5) drehen und einen veranlassen, Dinge soundso oft zu tun oder mit etwas so lange zu warten, bis die »richtige« Uhrzeit dafür da ist
- **Farben haben eine bestimmte Bedeutung für mich.**
  Angst, Gegenstände mit einer bestimmten Farbe zu benutzen (z. B. weil Schwarz für den Tod und Rot für Blut und Verletzungen steht)
- **Ich neige zu abergläubischen Befürchtungen.**
  Angst, an Friedhöfen, Leichenwagen oder schwarzen Katzen vorbeizugehen; Angst vor »Todesboten«

Zwangsgedanken in Bezug auf den eigenen Körper

- **Ich mache mir große Sorgen bei körperlichen Missempfindungen oder Krankheiten.**
  Angst, Krebs, AIDS, eine Herzkrankheit oder etwas anderes zu haben, obwohl der Arzt sagt, dass alles in Ordnung ist
- **Ich mache mir übertriebene Sorgen, dass etwas mit meinem Körper oder meinem Äußeren nicht stimmt.***
  Die Befürchtung, an Gesicht, Ohren, Nase, Augen oder irgend-

einem anderen Teil des Körpers fürchterlich entstellt zu sein, obwohl andere einem das Gegenteil versichern

Art der Zwangshandlungen

Wasch- und Reinigungszwänge

- **Ich wasche meine Hände übermäßig oft bzw. lange oder nach einem bestimmten Ritual.**
  Viele Male am Tag die Hände waschen oder langes Händewaschen nach der – tatsächlichen oder vermeintlichen – Berührung eines unreinen Gegenstandes. Dies kann sich auch auf die Arme bis zu den Schultern erstrecken
- **Duschen, Baden, Zähneputzen oder Körperpflege dauern bei mir übermäßig lang oder sind mit einem bestimmten Ritual verbunden.**
  Handlungen, die der Körperpflege dienen, z. B. Duschen oder Baden, dauern Stunden. Wird die Abfolge unterbrochen, muss unter Umständen wieder ganz von vorn begonnen werden
- **Ich habe zwanghafte Gewohnheiten bezüglich der Reinigung verschiedener Dinge/Gegenstände im Haushalt.**
  Übertriebenes Säubern von Wasserhähnen, Toiletten, Fußböden, Küchentischen oder Küchenutensilien
- **Ich treffe andere Vorkehrungen, um Verschmutzungen zu vermeiden oder zu beseitigen.**
  Bitte an Familienangehörige, Insektenvernichtungsmittel, Müll, Benzinkanister, rohes Fleisch, Farben, Lacke, Medikamente aus der Hausapotheke oder Katzendreck anzufassen bzw. wegzuschaffen, anstatt es selbst zu tun; Einsatz von Handschuhen, wenn sich der Umgang mit diesen Dingen nicht vermeiden lässt

- **Ich kontrolliere übermäßig oft Türschlösser, Herd, Elektrogeräte usw.**
  Mehrfaches Überprüfen von Türschlössern, Küchenherden und elektrischen Geräten vor dem Verlassen des Hauses

- **Ich kontrolliere, ob ich andere Menschen verletzt habe bzw. ergreife Vorsichtsmaßnahmen, dass dies nicht passiert.**
  Kontrollieren, ob man jemanden verletzt hat, ohne es zu bemerken; andere bitten zu bestätigen, dass alles in Ordnung ist, oder anrufen, um zu fragen, wie es ihnen geht; Kontrollieren von Schachtdeckeln, Autoreifen, Elektrosteckern usw.

- **Ich kontrolliere, ob ich mich selbst verletzt habe bzw. ergreife Vorsichtsmaßnahmen, dass dies nicht passiert.**
  Nach Blut und Verletzungen suchen, wenn man mit scharfen oder zerbrechlichen Gegenständen hantiert hat; häufige Arztbesuche, um sich bestätigen zu lassen, dass man unverletzt ist

- **Ich kontrolliere, ob nichts Schreckliches passiert ist oder passieren wird.**
  Die Zeitungen nach Berichten von Katastrophen durchforsten, die man glaubt, selbst verursacht zu haben (oder im Fernsehen auf solche Berichte warten); andere fragen, ob man nicht einen Unfall verursacht hat

- **Ich kontrolliere mehrmals, ob ich keinen Fehler gemacht habe.**
  Mehrfaches Überprüfen des Gelesenen, Geschriebenen oder Berechneten, um sicherzugehen, dass einem kein Fehler unterlaufen ist

- **Meine Befürchtungen, dass mit meinem Körper oder Äußeren etwas nicht stimmt, veranlassen mich, ständig zu überprüfen, ob alles mit mir in Ordnung ist.***
  Sich von Freunden oder Ärzten bestätigen lassen, dass man keinen Herzanfall oder Krebs bekommt; häufiges Puls-, Blutdruck- oder Temperaturmessen; überprüfen, ob man schlecht riecht;

sein Spiegelbild überprüfen und nach hässlichen Merkmalen absuchen

Wiederholungszwänge

- **Ich muss Dinge stets mehrmals lesen oder schreiben.**
  Stunden brauchen, um ein paar Seiten eines Buches zu lesen oder einen kurzen Brief zu schreiben; besorgt sein, dass man nicht versteht, was man gerade gelesen hat; den hundertprozentig passenden Ausdruck oder Satz finden wollen; sich zwanghaft auf die äußere Form bestimmter gedruckter Buchstaben in einem Buch konzentrieren müssen

- **Ich muss bestimmte Routineaktivitäten mehrmals wiederholen.**
  Zahlreiche Wiederholungen von Handlungen durchführen, z.B. beim Ein- und Abschalten von Geräten, Haarekämmen oder Betreten oder Verlassen eines Raumes; sich unwohl fühlen, wenn man diese Wiederholungen unterlässt

Zählzwänge

- **Ich habe den Zwang, Dinge zu zählen.**
  Dinge zählen wie Decken- oder Fußbodenfliesen, Bücher im Regal, Nägel in der Wand oder sogar die Sandkörner am Strand; mitzählen, wenn man bestimmte Dinge wiederholt, wie z.B. das Waschen einzelner Körperpartien

Ordnungszwänge

- **Ich fühle mich gezwungen, Dinge in bestimmter Weise zu ordnen.**
  Papiere oder Stifte auf dem Schreibtisch oder Bücher im Regal ordnen; Stunden damit verbringen, Dinge im Haus in die richtige Ordnung zu bringen, und sich darüber aufregen, wenn diese Ordnung gestört wird

Hort- und Sammelzwänge

- **Ich habe den Zwang, Dinge zu sammeln und aufzubewahren.**
  Aufbewahren alter Zeitungen, Notizen, Dosen, Papiertücher, Verpackungen und Flaschen aus der Sorge heraus, man könnte sie eines Tages einmal benötigen; unnütze Dinge von der Straße auflesen oder aus Mülleimern herausholen

Andere Zwangshandlungen

- **Ich führe bestimmte Rituale in meinem Kopf durch (andere als Zählen oder Kontrollieren).**
  Gebete aufsagen oder einen »guten« Gedanken denken, um einen »schlechten« wieder gutzumachen. Der Unterschied zu Zwangsgedanken ist, dass man diese Rituale einsetzt, um eine Angst zu bekämpfen oder um sich besser zu fühlen

- **Ich erstelle übertriebene Listen von Alltagsdingen.**
  Listen von allem, was erledigt wurde bzw. noch zu erledigen ist

- **Es drängt mich, Dinge zu sagen, bestimmte Fragen zu stellen oder etwas zu gestehen.**
  Andere Leute bitten zu bestätigen, dass alles in Ordnung ist; Taten gestehen, die man niemals begangen hat; glauben, man müsse anderen Leuten bestimmte Dinge sagen, um sich besser zu fühlen

- **Ich muss Dinge anfassen, antippen oder an ihnen reiben.***
  Dem Drang nachgeben, raue oder heiße Oberflächen (z. B. Holz oder Herdplatten) zu berühren oder andere Leute im Vorübergehen zu streifen; glauben, man müsse einen bestimmten Gegenstand wie den Telefonapparat berühren, um die Erkrankung eines Familienmitglieds zu verhindern

- **Es drängt mich, andere anzublinzeln oder anzustarren.**
  Frauen auf den Busen oder die Beine starren

- **Ich treffe Maßnahmen (andere als Kontrollhandlungen), um Schaden von mir oder anderen abzuwenden oder das Eintreten furchtbarer Konsequenzen zu verhindern.**
  Sich von scharfen oder zerbrechlichen Dingen wie Messern, Scheren oder Glas fernhalten

- **Das Einnehmen von Mahlzeiten ist bei mir mit ganz bestimmten Ritualen verknüpft.***
  Nicht in der Lage sein, mit einer Mahlzeit zu beginnen, ehe alles auf dem Tisch in eine bestimmte Anordnung gebracht ist; beim Essen strikt auf die Einhaltung eines bestimmten Rituals achten; nicht essen können, bevor die Zeiger der Uhr nicht genau auf einem bestimmten Punkt stehen

- **Ich neige zu abergläubischen Verhaltensweisen.**
  Nicht mit einem Bus oder einer Bahn fahren, deren Nummer eine »Unglückszahl« (z. B. die 13) enthält; am 13. des Monats nicht aus dem Haus gehen; Kleidungsstücke wegwerfen, die man beim Vorbeigehen an einem Friedhof oder einer Leichenhalle getragen hat

- **Ich muss mir ständig Haare ausreißen.***
  Mit den Fingern oder einer Pinzette Deckhaare, Wimpern, Augenbrauenhärchen oder Schamhaare herausziehen; dabei können z. B. kahle Stellen am Kopf entstehen, die zum Tragen einer Perücke zwingen

Wie ausgeprägt sind Ihre Zwänge?

Nachdem Sie anhand der obigen Symptomliste Ihre Zwangsgedanken und/oder Zwangshandlungen identifiziert haben, können Sie nachfolgend ermitteln, wie sehr diese Zwänge Sie in Ihrer momentanen Lebensführung beeinträchtigen. Rufen Sie sich dabei nochmals die Unterscheidung zwischen Zwangsgedanken und Zwangshandlungen in Erinnerung: Zwangsgedanken sind unerwünschte und belastende Vorstellungen, Gedanken, Bilder oder Impulse, die sich immer wieder gegen Ihren Willen Ihrem Bewusstsein aufdrängen (»Aufputscher«). Zwangshandlungen sind Verhaltensweisen oder Handlungen, zu denen Sie sich – entweder als Reaktion auf die belastenden Zwangsgedanken oder einfach so – gedrängt fühlen, um sich zu beruhigen (»Beruhiger«). Beantworten Sie die beiden folgenden Fragen anhand der unten angegebenen Skala von 0 bis 4:

Wie stark werden Sie in Ihrer momentanen Lebensführung durch das ungewollte Auftreten von Zwangsgedanken beeinträchtigt?

0 = Ich habe keine Zwangsgedanken.
1 = Ich werde in meiner Lebensführung von den Zwangsgedanken kaum beeinträchtigt.
2 = Ich werde durch die Zwangsgedanken in bestimmten Bereichen des beruflichen oder privaten Lebens mäßig beeinträchtigt.
3 = Die Zwangsgedanken führen zu einer starken Einschränkung der beruflichen oder privaten Lebensführung.
4 = Die Zwangsgedanken stellen eine extreme und unerträgliche Belastung und Beeinträchtigung dar und lähmen mich in praktisch sämtlichen Aktivitäten.

Wie stark werden Sie in Ihrer momentanen Lebensführung durch das Ausführen von Zwangshandlungen beeinträchtigt?

0 = Ich führe keine Zwangshandlungen aus.
1 = Ich werde in meiner Lebensführung von den Zwangshandlungen kaum beeinträchtigt.
2 = Ich werde durch die Zwangshandlungen in bestimmten Bereichen des beruflichen oder privaten Lebens mäßig beeinträchtigt.
3 = Die Zwangshandlungen führen zu einer starken Einschränkung der beruflichen oder privaten Lebensführung.
4 = Die Zwangshandlungen stellen eine extreme und uner-

trägliche Belastung und Beeinträchtigung dar und lähmen mich in praktisch sämtlichen Aktivitäten.

Zählen Sie nun die Punktwerte der beiden Fragen zusammen. 0–1 Punkt weist auf eine kaum vorhandene Symptomatik hin, 2–3 Punkte weisen auf eine leichte, ein Punktwert von 4–5 auf eine mittelschwere und ein Punktwert von 6–8 auf eine schwere Symptomatik hin. Wenn ausschließlich Zwangsgedanken auftreten, deutet ein Punktwert von 2 auf eine mittelschwere und ein Punktwert von 3–4 auf eine schwere Symptomatik hin.

Unter welchem Typ von Zwangsstörung leiden Sie?

Nachdem Sie überprüft haben, welche Zwangsgedanken und Zwangshandlungen bei Ihnen auftreten und wie stark Sie davon beeinträchtigt werden, können Sie im Weiteren ermitteln, welcher Typ von Zwangsstörung am ehesten auf Sie zutrifft. Dabei ist es durchaus möglich, dass mehrere Typen in Frage kommen. Grundsätzlich lassen sich Zwangsstörungen nach folgenden Typen unterteilen:

1. *Offene Zwangshandlungen* (Verhaltensweisen wie z. B. Waschen, Kontrollieren), die von Ihnen als *Reaktion* auf in bestimmten Situationen auftretende *Zwangsgedanken* ausgeführt werden.
2. *Verdeckte Zwangshandlungen* (gedankliche Handlungen wie z. B. Beten, Wörter leise vor sich hinsagen), die von Ihnen als *Reaktion* auf in bestimmten Situationen auftretende *Zwangsgedanken* ausgeführt werden.
3. *Offene Zwangshandlungen* (Verhaltensweisen wie Ordnen, Sammeln und Horten), zu denen Sie sich *ohne* erkennbare *Zwangsgedanken* gedrängt fühlen.
4. *Verdeckte Zwangshandlungen* (gedankliche Handlungen wie z. B. Zählen, zwanghaft Grübeln), zu denen Sie sich *ohne* erkennbare *Zwangsgedanken* gedrängt fühlen.

5. *Zwangsgedanken* (z.B. aggressive Impulse, Horrorbilder), unter denen Sie leiden, *ohne* ein *Zwangsritual* zur Beruhigung auszuführen.

Je nachdem, welcher Typ von Zwängen bei Ihnen vorliegt bzw. vorherrscht, gibt es unterschiedliche Wege zu dessen Bewältigung. Im nächsten Kapitel erfahren Sie mehr darüber, wie Sie Ihre Zwänge angehen und überwinden können.

2.2 Wie können Sie Ihre Zwänge in den Griff bekommen?

Im Vorwort des Buches *Hilfreiche Briefe an Zwangskranke*[14] von Ulrike S. beschreibt der Psychiater Gerhard Crombach sehr einfühlsam das Qualvolle und Mächtige des Zwangs, gegen den es anzugehen gilt: »Wenn Sie an einem Zwang leiden, kämpfen Sie darum – meist auch gegen die eigene Vernunft –, in einem bestimmten Lebensbereich absolute Sicherheit, absolute Gewissheit herzustellen. Vielleicht erscheint Ihnen das Fließende, Dynamische, Kreative und damit auch Unvollkommene, Unvorhersagbare, Vergängliche des Lebens ohnehin unheimlich und ängstigend. Diese allgemeine Lebensunsicherheit hat sich in einem winzigen Detail der Lebenswelt niedergeschlagen, festgesetzt, ich würde sagen: geradezu festgebissen. *Irgendetwas muss frei sein von …, irgendetwas darf auf keinen Fall passieren …, irgendetwas muss so und so sein …* Und so frisst dieses kleine Irgendetwas das ganze große Leben, weil die Anstrengungen um Gewissheit ausufern und nie und nimmer zu Ende kommen.«[15] Zur Überwindung der Zweifel, des Quälgeistes, der uns zur fruchtlosen Suche nach Gewissheit treibt, ist in erster Linie Vertrauen nötig. Crombach führt weiter aus, welchen Glauben, welche Formen mutigen Vertrauens von einer Zwangsstörung Geplagte erlangen müssen, um aus der Eingeengtheit des Lebens wieder in die Weite zu gelangen: »Je nach Zwangsinhalt (sowie

Persönlichkeit und Weltanschauung) geht es um neue Erfahrungen:

- Ich vertraue auf mein Gedächtnis. Wäre etwas Wichtiges passiert, wüsste ich es, ohne nachzudenken.
- Ich vertraue jedem meiner Sinne. Ich kann mich in lebenswichtigen Dingen ›blind‹ auf sie verlassen. Sie sorgen automatisch für mich.
- Ich vertraue meinen Impulsen. Sie handeln niemals gegen meine Moral.
- Ich vertraue meinen Gedanken. Es sind unvermeidbare und harmlose Einfälle ohne eigene Wirkung und Macht. Sie liegen nicht im Bereich meiner Verantwortlichkeit.
- Ich vertraue darauf, dass man dem Geist unerwünschte Gedanken weder verbieten kann noch muss. Verleihe ich einem Gedanken keine gefühlsmäßige Bedeutung (z. B. kein Erschrecken darüber) und lasse ihn einfach stehen, löst er sich spurlos von selbst auf – so wie Morgennebel an einem strahlenden Tag.
- Ich vertraue darauf, dass der Geist kein Garten ist, der gejätet werden muss, um nicht im Unkraut zu ersticken. Ich darf mit den Inhalten des Geistes liebevoll-nachsichtig sein.
- Ich vertraue darauf, dass ich nicht für jeden und alles verantwortlich bin.
- Ich vertraue meinen Kräften, die Spannung auszuhalten, wenn ich meinen Zwangsbefriedigungen nicht nachgebe …«[16]

Wie gewinnen Sie dieses Vertrauen? In der Formulierung »Wer wagt, gewinnt« ist es bereits angedeutet: Vertrauen gewinnen Sie durch Erfahrungen, die Sie wagen. Es braucht immer einen kleinen Sprung, ein mutiges Sich-Einlassen auf neue Erfahrungen, die Ihnen aufzeigen können, dass Ihre Befürchtungen nicht wahr werden, wenn Sie sich dem Gebot Ihrer Zwänge widersetzen.

Zwänge zeigen einen Ablauf, der sich als Teufelskreis mit Eigendynamik präsentiert: Aufgrund der Konfrontation mit bestimmten externen Auslösern (spezifische Situationen, Objekte oder Personen) oder auch ohne äußeren Anlass erleben Sie aufdringliche Gedanken, Impulse oder bildhafte Vorstellungen, die unwillkürlich auftreten. Diese rufen Befürchtungen und Zweifel hervor (z. B. »Könnte es sein, dass ich mich beim Zahnarzt mit AIDS infiziert habe?«) oder werden von Ihnen als unakzeptierbar empfunden (z. B. »Ich werde jemanden an den Geschlechtsteilen berühren«).

Sie bewerten solche aufdringlichen unwillkürlichen Gedanken als bedrohlich (»Dies ist ein furchtbarer Gedanke«; »Was bin ich für ein Mensch, dass ich so einen Gedanken habe?«) und erleben dabei negative Gefühle wie Unbehagen, Angst, Unruhe oder Anspannung. Diese Gefühle sind sehr beunruhigend, sodass Sie alles daran setzen, deren Erleben zu vermeiden bzw. sich wieder zu beruhigen.

Die erlebten bzw. erwarteten negativen Gefühle sind daher die treibende Kraft für die Ausführung von Zwangsritualen. Mithilfe von willkürlichen, offenen oder verdeckten Zwangsritualen versuchen Sie, die erlebten, Angst machenden Gefühle zu »neutralisieren« bzw. mögliches Unglück dadurch zu verhindern. Da diese Beruhigung mithilfe der Zwangsrituale kurzfristig meist gelingt, greifen Sie verständlicherweise beim Auftreten von Zwangsgedanken immer wieder darauf zurück.

Mit der Zeit verselbstständigen sich die Zwangsrituale in der Weise, dass für Sie nicht mehr klar erkennbar ist, dass sie eine Reaktion auf aufdringliche Zwangsgedanken darstellen. Sie setzen die Rituale auch zunehmend »präventiv« ein, um dem Auftreten eines Zwangsgedanken zuvorzukommen. Der folgende Witz mag dies veranschaulichen. Ein Patient schnalzt während der Konsultation beim Psychiater andauernd mit den Fingern. Der Psychiater fragt ihn, weshalb er denn dies tue. Der Patient antwortet: »Ich vertreibe damit die bösen Geister«, worauf der Psychiater erwidert: »Aber hier gibt es doch gar keine bösen Geister.« »Sehen Sie«, antwortet der Patient.

Das Hauptanliegen meines Buches besteht darin, Ihnen

konkrete Möglichkeiten aufzuzeigen, wie Sie lernen können, diese Eigendynamik der Zwänge zu durchbrechen und sich davon zu befreien. Die in diesem Buch dargestellten Methoden zur selbstständigen Bewältigung von Zwängen stammen allesamt aus der kognitiven Verhaltenstherapie.

Wie hilft kognitive Verhaltenstherapie?

Die Verhaltenstherapie ist eine Form der Psychotherapie, die davon ausgeht, dass jedes Verhalten – also auch problematisches – gelernt wird und demzufolge wieder verändert werden kann. Während die tiefenpsychologisch orientierte Psychotherapie Problemverhalten als Ausdruck unbewusster Konflikte begreift und daher den therapeutischen Hebel bei der Aufdeckung und Bewusstmachung solcher (frühkindlicher) Konflikte ansetzt, vermittelt die Verhaltenstherapie den PatientInnen, wie sie ihre jetzigen Probleme direkt angehen und bewältigen können.

Die Verhaltenstherapie forscht seit fast 40 Jahren nach Möglichkeiten der Veränderung von Zwangsverhalten. Einen Durchbruch erzielte 1966 der britische Psychiater Victor Meyer, der die Krankenschwestern einer psychiatrischen Station im Maudsley-Hospital in London anwies, PatientInnen mit Zwangsstörungen aktiv und rund um die Uhr daran zu hindern, ihre Zwangsrituale auszuüben. Durch diese Reaktionsverhinderung stellte sich bei vielen seiner PatientInnen rasch Besserung ein, die bei den meisten auch von Dauer war. Eine andere Methode, die sich bereits zur Behandlung von Agoraphobie (»Platzangst«) als äußerst erfolgreich erwiesen hat, ist das Verfahren der Reizkonfrontation bzw. Exposition. Hierbei werden PatientInnen dazu angehalten, sich Angst auslösenden Situationen zu stellen und diese auszuhalten, bis sie erleben, dass die Angst von selbst wieder abnimmt.

In der Folge wurden zur Behandlung von Zwängen die beiden Methoden der Exposition und der Reaktionsverhinderung miteinander kombiniert. Daraus ist das verhaltenstherapeutische Standardverfahren mit dem Namen »In-vivo-Exposition mit Reaktionsverhinderung« entstanden. Die In-vivo-Exposition zielt darauf ab, die bei allen PatientInnen mit Zwängen zu beobachtende Vermeidung von gefürchteten Situationen aufzubrechen und die Betroffenen – vorausgesetzt, sie sind damit einverstanden – zu ermutigen, das Risiko einzugehen, sich aktiv solchen Situationen zu stellen. Mithilfe der Reaktionsverhinderung – oft auch als Reaktionsmanagement bezeichnet – werden die PatientInnen an der Ausführung ihrer Zwangsrituale, die sie zur Beruhigung und »Schadensbegrenzung« entwickelt haben, gehindert, damit sie konkret erleben können, dass ihre Befürchtungen nicht wirklich eintreten. In Ergänzung zu diesen verhaltenstherapeutischen Methoden wurden später so genannte »kognitive Verfahren« entwickelt, die darauf abzielen, dass Betroffene lernen, anders mit den Angst auslösenden und bedrohlich erscheinenden Zwangsgedanken umzugehen.

Die Methoden, die zur kognitiv-verhaltenstherapeutischen Behandlung der Zwangssymptomatik entwickelt wurden, setzen also direkt bei den Zwängen, d. h. bei der Ablaufdynamik der Zwänge an. Hierbei ergeben sich folgende Ansatzpunkte:

1. Konfrontation mit den Auslösern von Zwangsgedanken

Als Person mit Zwängen versuchen Sie nach Möglichkeit, alle Situationen zu vermeiden, die bei Ihnen Befürchtungen auslösen könnten. Somit bleibt Ihre Angst erhalten, weil Ihre Befürchtungen nicht durch neue Erfahrungen, die ihnen widersprechen würden, korrigiert werden können. Indem Sie sich den gefürchteten Situationen stellen, haben Sie die Möglichkeit zu erfahren, dass Ihre Befürchtungen nicht eintreten und die damit verbundenen negativen Gefühle nach einer gewissen Zeit von selbst wieder zurückgehen. Sie können sich so an die Angst auslösenden Situationen gewöhnen (»Habituation«) und wieder einen normalen Umgang mit alltäglichen Dingen erlernen.

2. Verhinderung der Zwangsrituale

Als von Zwängen betroffene Person haben Sie für sich entdeckt, dass Sie sich durch die Ausführung bestimmter Zwangsrituale kurzfristig von Ihrem durch die Zwangsgedanken ausgelösten Unbehagen befreien bzw. sich beruhigen können. Diese momentane Erleichterung bestärkt Sie in der Annahme, dass die Zwangsrituale das Eintreten von katastrophalen Konsequenzen verhindert haben. Sie wurden so zu einem unverzichtbaren Bestandteil der Beruhigung. Indem Sie sich aktiv an der Ausführung von Zwangsritualen hindern, können Sie konkret erleben, dass Sie sich auch ohne die Ausführung von Zwangsritualen wieder beruhigen. Gleichzeitig verändert sich Ihre Überzeugung, dass Zwangsrituale zur Vorbeugung oder Verhinderung von Befürchtungen nötig sind.

3. Anderer Umgang mit Zwangsgedanken

Als Person mit belastenden Zwangsgedanken erleben Sie, dass Sie immer wieder von solchen Gedanken gequält werden. Sie versuchen daher, sich dagegen zu wehren, was Ihnen nicht gelingen will. Im Gegenteil, bestimmte Gedanken, Impulse, Vorstellungen treten gar noch häufiger auf, was Sie noch mehr beunruhigt. Indem Sie lernen, die Mechanismen der Zwangsgedanken zu erkennen und anders mit ihnen umzugehen, wird für Sie konkret erfahrbar, dass diese Gedanken an Macht und Bedrohung verlieren, zunehmend seltener auftreten.

4. Den normalen Umgang mit Dingen einüben

Als Person mit Zwängen sind Ihnen womöglich im Laufe der Zeit die Normen für normales, d.h. nicht zwanghaftes, Verhalten in manchen Lebensbereichen abhanden gekommen. Indem Sie lernen, konkrete Vorstellungen über normales Verhalten zu entwickeln, und dieses immer wieder üben, werden

Sie erfahren, dass Sie wieder das Ruder in Ihrem eigenen Leben übernehmen und aktiv Ihr Verhalten gemäß Ihren eigenen Zielen steuern können. Diese Veränderungsschritte sind enorm wichtig, um von den Zwängen auch längerfristig wieder loszukommen.

Wir wissen heute, dass die Zwänge fast immer nachlassen, wenn Sie sich kontinuierlich den Angst auslösenden Situationen stellen und anschließend dem Drang nach Zwangsritualen widerstehen. Dadurch wird für Sie konkret erfahrbar, dass Angst und Anspannung auch ohne »neutralisierende« Zwangsrituale wieder nachlassen. Wie schnell sich eine Besserung einstellt, ist jedoch von Person zu Person verschieden. Während der Drang zur Ausführung von Zwangsritualen bei manchen Menschen schon nach den ersten Übungen nachlässt, kann es bei anderen mehrere Wochen dauern. Das Erfolg versprechende Motto lautet aber in jedem Fall: »Dranbleiben und nicht locker lassen!«

Die Verhaltenstherapie ist die einzige bewährte Methode zur Behandlung von Zwangssymptomen, die keine Nebenwirkungen aufweist. Sie ist auch die einzige Methode, die Sie in eigener Verantwortung zur Bewältigung Ihrer Zwänge anwenden können.

In den folgenden Kapiteln werden zunächst die vier Grundprinzipien zur Veränderung der Zwänge ausführlich beschrieben. Ziel ist, Sie damit in die Lage zu versetzen, sich selbst helfen zu können und Ihre Zwänge in den Griff zu bekommen. Mein Hauptanliegen ist es dabei, Ihnen aufzuzeigen, wo Sie bei der Bewältigung Ihrer Zwänge ansetzen können und welche Veränderungsschritte Sie ins Auge fassen können. Bei den Vorschlägen handelt es sich nicht um ein in sich geschlossenes Trainingsprogramm zur Selbsthilfe[17], sondern um eine Art Baukasten mit flexibel anwendbaren, alltagsnahen Anregungen zur Bewältigung eines Problems, das Ihnen das Leben schwer macht.

Zwei Voraussetzungen, die Sie mitbringen sollten, sind dabei von zentraler Bedeutung: Erstens brauchen Sie Ziele, für die es sich lohnen würde, den Kampf gegen die Zwänge aufzunehmen. Damit meine ich einerseits persönliche Lebensziele, Wünsche und Visionen, andererseits konkrete Veränderungsziele, was Ihre Zwänge anbelangt. Und zweitens brauchen Sie Mut zum Risiko und mentale Stärke, um diese Herausforderung bestehen zu können. Die folgenden Anregungen sollen Sie unterstützen und anleiten, sich Ziele zu setzen und sich selbst aufzubauen.

Ziele formulieren

Sie brauchen Ziele, für die es sich lohnt, den Kampf gegen die Zwänge aufzunehmen.

Der Bewältigungsprozess von Zwängen ist meistens schmerzhaft. Sich Situationen zu stellen, vor denen man sich ungeheuer fürchtet, dies kann man nur dann bewältigen, wenn man Ziele vor Augen hat, wie das Leben ohne diese lästigen Zwänge aussehen könnte. Das Setzen von Veränderungszielen bezieht sich daher nicht nur auf den Zwang (Welche Zwangsrituale möchte ich verändern, reduzieren oder ablegen?), sondern es geht darüber hinaus auch um die Formulierung von Lebenszielen (Wie könnte mein Leben aussehen, wenn es nicht mehr durch den Zwang bestimmt wird? Was möchte ich gerne im Leben tun, wenn ich nicht durch meine Zwänge daran gehindert werde?). Lebensziele beinhalten daher mehr als den Wusch, ein zwangfreies Leben zu führen. Es sind Visionen einer Zukunft, die sich an Ihren persönlichen Wünschen und Bedürfnissen orientieren. Diese Visionen sind keine Utopien, deren Voraussetzungen in einem einzelnen Leben gar nie geschaffen werden können, sondern es sind letztlich realisierbare Entwürfe für das eigene zukünftige Leben ohne Zwang.

Nehmen Sie sich deshalb etwas Zeit und denken Sie über folgende Punkte nach:

- In welchen Bereichen hindert mich der Zwang daran, das zu tun, was ich gerne erreichen möchte?
- Wie würde meine Lebensführung aussehen, wenn sie nicht durch den Zwang behindert würde?
- Welche Lebensziele wären es mir wert, den Kampf gegen den Zwang aufzunehmen?

Es ist äußerst wichtig, dass Sie so etwas wie den »Silberstreifen am Horizont« erkennen, um ein so schwieriges Unterfangen wie die Bewältigung Ihrer Zwänge in Angriff zu nehmen. Machen Sie eine schriftliche Aufstellung derjenigen Aktivitäten, die Sie gerne (wieder) aufnehmen würden, wenn Sie nicht von Zwängen daran gehindert würden. Tragen Sie alles, was Sie eines Tages gerne tun möchten – aber bisher aufgrund Ihrer Zwänge noch nicht umsetzen konnten –, als *Lebensziel* in Ihre Liste ein.

Nachdem Sie sich solchermaßen grundsätzliche Gedanken über eine Zukunft ohne Zwang gemacht haben, besteht das weitere Vorgehen darin, die Schritte zu definieren, wie Sie sich kontinuierlich diesen Zielen annähern können. Zunächst geht es darum, dass Sie konkrete Veränderungsziele festlegen und bestimmen, wie genau Sie den Kampf gegen den Zwang aufnehmen und gestalten werden. Nehmen Sie dazu Ihre Symptomliste zur Hand und markieren Sie diejenigen Symptome, die Sie momentan am meisten in Ihrer Lebensführung behindern. Legen Sie nun ganz konkrete Ziele fest, die Sie mithilfe von Übungen erreichen wollen. Es reicht nicht zu sagen: »Ich möchte das betreffende Symptom loswerden« oder »Ich möchte, dass es mir wieder gut geht und dass ich keine Zwänge mehr habe«. Dies ist zwar das allgemein formulierte Endziel Ihrer Bemühungen. Zu dessen Erreichung benötigen Sie aber eine Reihe kleinerer, *konkreter Zwischenziele* in der alltäglichen Lebensführung. Konkret bedeutet dies, dass Sie die Vorgaben auf der Verhaltensebene ganz klar definieren.

Beispiele für konkrete Zwischenziele können sein: »Ich will meinen Weg zur Arbeit in 15 Minuten zurücklegen und dabei nie umkehren, um zu kontrollieren, ob Hundekot daliegt«; »Ich will mich nicht duschen und umziehen, wenn ich von der Arbeit nach Hause komme, sondern in den ›Alltagskleidern‹ meinen Abendverrichtungen nachgehen«; »Ich will die Joghurts in den Kühlschrank einräumen, ohne sie genau in Reih und Glied aufzustellen«; »Ich will vier Tage die Woche eine Stunde lang mit Unterstützung eines Helfers Gegenstände entsorgen, die zu Hause auf dem Boden gestapelt sind«; »Ich will mich ablenken, sobald ich merke, dass ein Zwangsgedanke aufgetreten ist«.

Sich selber aufbauen

Sie bieten Ihren Zwängen mutig, entschlossen und beharrlich die Stirn.

Der Zwang lässt sich mit einem ungebetenen Gast vergleichen, der zu Ihnen ins Haus gelangt ist. Kaum sitzt er bei Ihnen am Tisch, verstößt er gegen jegliche Regeln und gesellschaftlichen Gepflogenheiten. Obwohl Sie schon längst gähnen und immer wieder auf die Uhr schauen, bleibt dieser »Gast« sitzen und macht nicht die geringsten Anstalten, Ihr Haus freiwillig wieder zu verlassen. Im Gegenteil – er versucht, selbst das Zepter zu übernehmen, Sie herumzukommandieren und Ihnen zu befehlen, was Sie zu tun haben. Er breitet sich immer mehr bei Ihnen aus, sodass Sie nach einiger Zeit konsterniert feststellen, dass er außer der Besenkammer mittlerweile das ganze Haus in Beschlag genommen hat und Sie wie den letzten Dreck behandelt. Irgendwann begreifen Sie, dass dieser Zustand nur dann ein Ende haben wird, wenn Sie ihn selbst ändern. Sie versuchen Ihre Kräfte zu bündeln und Ihr angeschlagenes Selbstbewusstsein wieder aufzubauen. Eines Tages sind Sie soweit gestärkt, dass Sie sich trauen, die Tür zu öffnen und den

Zwang mit aller Kraft hinauszuwerfen. Seither lauert er draußen vor Ihrem Haus und wartet auf den Moment, wenn er sich durch die Hintertür oder ein offenes Fenster wieder einschleichen und sich in irgendeiner Nische Ihres Hauses einnisten kann.

Was beinhaltet diese Metapher vom Zwang als ungebetenem Gast? Der Zwang wurde zunächst einmal von Ihnen als Gast akzeptiert. Zwar ist nicht ganz klar, was Sie dazu bewogen hat, vermutlich aber war er Ihnen in irgendeiner Weise dabei behilflich, mit einem für Sie unlösbar erscheinenden Problem besser zurande zu kommen. Aber Sie haben wahrscheinlich nicht damit gerechnet, wie hartnäckig, unerbittlich und dominant der Zwang Ihnen nun befiehlt, wo es langgehen soll. Er lässt überhaupt keinen Widerspruch Ihrerseits gelten, sondern verfolgt absolut stur seinen eigenen Weg. Irgendwann stellen Sie fest, dass der Zwang Ihnen Dinge abverlangt, die Sie bei nüchterner Betrachtung niemals tun würden. Aber er drängt und nötigt Sie dazu, indem er Sie mit einem schlechten Gewissen und Gefühlen der Verunsicherung und Angst erpresst, sodass Sie sich gar nicht mehr frei entscheiden können. Ihnen ist zwar nach wie vor bewusst, dass manche Dinge, die der Zwang Ihnen abverlangt, unsinnig und übertrieben sind, doch das »aber« folgt auf dem Fuße und gewinnt fast immer die Oberhand. Zu Recht stellen Sie deshalb in manchen Situationen fest: »Das bin nicht ich, der das will, das ist mein Zwang«. Und dieser Zwang wird immer stärker und beeinträchtigt sie gnadenlos in Ihrer Lebensführung. Und obwohl Ihnen der Zwang suggeriert: »Widerstand ist zwecklos«, beginnen Sie schließlich doch, sich nach Mitteln und Wegen umzusehen, wie Sie diesen Zwang wieder loswerden können.

Sie erinnern sich an frühere Zeiten, in denen Sie selbst das Zepter führten, besinnen sich darauf, wie Sie gerne leben möchten. Schließlich bündeln Sie Ihre Energien und treten den Kampf gegen den Zwang an. Bravo! Doch der Zwang ist kein leicht zu besiegender Gegner, und selbst wenn Sie bereits den einen oder anderen Kampf gegen ihn gewonnen haben, haben Sie ihn noch nicht endgültig besiegt. Er ist ein listiger, sich abwartend verhaltender Gegner, der aus einer gewissen Distanz ganz genau beobachtet, wie robust und kräftig Sie sind. Und sobald er feststellt, dass Sie übermüdet oder persönlich stark belastet sind, nutzt er die Gelegenheit und versucht, sich wieder bei Ihnen einzunisten. Doch jeder Kampf, den Sie in der Vergangenheit gegen den Zwang gewonnen haben, hat Ihr Selbstvertrauen enorm gestärkt und Ihnen plastisch vor Augen geführt, dass Sie sich nicht geschlagen geben müssen. Und sobald Sie wieder bei Kräften sind, treten Sie getreu dem Motto »Wehret den Anfängen!« entschlossen auf und weisen den Zwang erneut energisch in seine Schranken.

Wenn wir der Frage nachgehen, was vonnöten war, dass Sie eines Tages die Oberhand über den Zwang gewinnen konnten, kommen wir zunächst auf die dafür erforderliche psychische Verfassung zu sprechen. Wie fühlen Sie sich, während Sie Ihre Zwangsrituale ausüben? Wenn Sie z. B. zwanghaft kontrollieren, erscheint Ihnen alles unfertig und unbefriedigend, sodass Sie kaum eine Handlung absolvieren können, die für Sie wirklich erfolgreich abgeschlossen erscheint. Kaum haben Sie eine Handlung durchgeführt, befallen Sie Zweifel, ob wirklich alles in Ordnung ist, und Sie verspüren einen starken Drang, sich zu vergewissern. Sie können diesen Prozess nicht stoppen, sondern fühlen sich gezwungen, nochmals zu kontrollieren, immer wieder – ohne Ende und rastlos. Meistens wissen Sie gar nicht mehr, woran Sie sich orientieren können, wie man auf angemessene Weise Dinge kontrolliert. Ihre Handlungen wirken diffus und unorganisiert oder aber starr und unflexibel. Vor allem mangelt es Ihnen aber an Kriterien, wie Sie sie abschließen können. Sie versuchen dies vielleicht zu kompensieren, indem Sie sich sehr angestrengt auf einzelne Aspekte einer Situation konzentrieren. Doch indem Sie planlos von Detail zu Detail irren, verlieren Sie erst recht jede Übersicht darüber, wie Sie angemessen handeln können.

Wenn Sie Ihre Zwänge aktiv angehen wollen, um sie zu überwinden, sollten Sie einige Voraussetzungen mitbringen, die in meinen Augen für den Veränderungsprozess unabdingbar sind. Es sind dies:

Verständnis: Sie wissen, dass Ihre Zwänge auf der angstvollen Beschäftigung mit unrealistischen Sorgen beruhen. Eigentlich ist Ihnen klar, dass diese Sorgen unrealistisch oder zumindest sehr übertrieben sind. Gleichwohl sind die zu Zwangsritualen drängenden Zwangsgedanken so mächtig und beunruhigend, dass Sie immer wieder davon überwältigt werden. So glauben Sie, es handle sich um echte Bedrohungen, und haben für sich einen Weg entdeckt, wie Sie sich und andere vor schlimmen Folgen schützen können. In der Tat ist es sehr schwierig, vernünftig zu denken, wenn man Angst hat. Neue Erfahrungen werden Ihnen zeigen, dass Ihre Befürchtungen unbegründet sind und dass Sie künftig sachlicher darauf reagieren können.

Entschlossenheit: Sie sind entschlossen, den Kampf gegen Ihre Zwänge anzutreten. Ihre Zwänge haben Ihnen lange genug das Leben schwer gemacht. Sie haben das Recht auf ein Leben ohne Zwänge und sind sich sicher, dass nun der richtige Zeitpunkt für Sie gekommen ist, um die nötigen Veränderungen vorzunehmen. Sie sind bereit, die nötigen Maßnahmen zu ergreifen, um von den Zwängen wieder loszukommen. Sie haben konkrete Vorstellungen davon, wie ein Leben ohne Zwang aussehen würde, und haben Lebensziele formuliert, für die es sich auf jeden Fall zu kämpfen lohnt.

Hoffnung: Sie hoffen mit gutem Grund, dass Sie es schaffen werden, Ihre Zwänge zu überwinden. Viele andere Menschen mit ähnlichen Problemen haben dies auch erfolgreich geschafft. Weshalb sollte Ihnen nicht gelingen, was anderen Leidensgenossen auch schon gelungen ist?

Mut zum Risiko: Sie sind bereit, die Überzeugung aufzugeben, dass Sie sich nur mithilfe der Zwangsrituale von Ihren Ängsten befreien können, und lassen sich auf die Möglichkeit ein, dass es andere Wege gibt, um davon loszukommen. Nur wenn Sie die Probe aufs Exempel machen und andere Verhaltensmöglichkeiten in Erwägung ziehen, können Sie neue, positive Erfahrungen machen. Dazu brauchen Sie viel Mut und Entschlossenheit, denn es gibt im Voraus – wie überall im Leben – keine Garantie dafür, dass das Neue, das Sie ausprobieren werden, bei Ihnen auch funktioniert.

Beharrlichkeit: Sie sind beharrlich beim Verfolgen Ihrer Ziele und lassen sich nicht so leicht entmutigen. Nur mit Beharrlichkeit werden Sie es schaffen, kurzfristige Zweifel, Ungewissheiten und Unbehagen auszuhalten. Ihre Entschlossenheit wird Ihnen helfen, Schwierigkeiten und Rückschläge zu meistern, die im Verlauf des Veränderungsprozesses auftreten.

Gelassenheit: Um die aufdringlichen und Sie ängstigenden Zwangsgedanken wieder loszuwerden, hilft eine gelassene Haltung mehr als das direkte Ankämpfen dagegen. Dies mag insofern verwirrend klingen, als schon mehrmals die Rede davon war, den Kampf gegen die Zwänge aufzunehmen. Gemeint ist hier der Umgang mit Zwangsgedanken, die von Ihnen Besitz ergreifen (z. B. »Ich werde meine Partnerin mit einem Beil erschlagen«). Da Sie wissen, wie quälend es ist, von solchen Gedanken bedrängt zu werden, versuchen Sie sie um jeden Preis zu vermeiden. Doch je mehr Sie Ihre Zwangsgedanken bekämpfen, desto fester setzen sie sich in Ihrem Kopf fest und desto beharrlicher kehren sie immer wieder zurück. Ihre Zwangsgedanken werden zurückgehen, wenn Sie sie als unrealistische Gedanken identifizieren und gleichzeitig akzeptieren können, dass Sie solche Gedanken haben. Versuchen Sie es daher hinzunehmen, dass Sie von einem Zwangsgedanken in Beschlag genommen werden – und Sie werden mit der Zeit erleben, dass sie kommen und wieder vergehen wie die Wolken am Himmel.

Wenn Sie sich stark genug fühlen, die Ausführung der Zwangsrituale zu unterlassen, und wenn Sie es schaffen, die dabei entstehenden Ängste und Befürchtungen zu ertragen, werden Sie erleben, dass Sie den Teufelskreis der Zwangsdynamik durchbrechen können.

Sich den gefürchteten Situationen stellen

Um Angst zu überwinden, müssen Sie sich Ihrer Angst stellen. Es mag für Sie vielleicht paradox klingen, dass der Weg zur Überwindung der Ängste darin besteht, diese zuzulassen und dabei zu erleben, dass sie nach einer gewissen Zeit von selbst wieder abklingen. Dieses Prinzip hat sich aber in der verhaltenstherapeutischen Behandlung von Ängsten und Zwängen immer wieder als richtig erwiesen und ist das Erfolgsrezept aller wirksamen Therapien. Nur wenn Sie sich den Angst auslösenden Situationen stellen und die unangenehmen Gefühle wirklich wahrnehmen, werden Sie erleben, dass die Angst wieder vergeht, obwohl Sie nichts dagegen unternommen haben. Lassen Sie mich dieses Prinzip der Angstüberwindung durch Angstkonfrontation anhand eines Beispiels erklären.

● Wenn Sie aufgrund eines Stromausfalls für längere Zeit in einem Aufzug stecken bleiben, reagieren Sie zunächst vermutlich mit leicht ansteigender Nervosität und Unruhe. Sie sind eingeschlossen und fragen sich, wie lange es wohl noch dauert, bis Hilfe kommt, ob Sie überhaupt wieder befreit werden usw. Vielleicht gehen Ihnen auch unrealistische Gedanken durch den Kopf, wie z. B.: »Ich könnte ersticken«, »ich werde nie mehr befreit«, »ich könnte einen Herzanfall erleiden«. Als Folge derartiger Gedanken erleben Sie in der Regel typische Erregungszustände. Sie beginnen beispielsweise zu schwitzen, zittern leicht oder fühlen sich extrem angespannt. Nach einigen Minuten fährt der Aufzug weiter und Sie verlassen ihn.

Wenn Sie das nächste Mal einen Aufzug benutzen wollen, werden Sie möglicherweise bereits beim Warten darauf von Unruhe und Nervosität befallen. Diese Erregung steigert sich beim Betreten des Aufzugs dermaßen, dass Sie ihn fluchtartig wieder verlassen. Schließlich kommen Sie schon allein beim Gedanken an Aufzugfahren ins Schwitzen und reagieren mit panischer Angst. Sie vermeiden daher fortan jegliches Fahren mit einem Aufzug.

Auf die Frage, wie Sie diese Angst wieder loswerden können, lautet die Antwort: »Stellen Sie sich der Angst auslösenden Situation und fahren Sie so lange mit dem Aufzug, bis Sie die Erfahrung machen, dass die Angst nicht fortwährend ansteigt und ewig andauert, sondern von allein wieder abnimmt.« ●

Was hat nun dieses Aufzugsbeispiel mit Ihren Zwängen gemeinsam? Auch Sie kennen bestimmte Situationen, die bei Ihnen massive Befürchtungen auslösen und Sie in einen Zustand der Anspannung und Angst versetzen. Sie vermeiden daher soweit wie möglich solche Situationen. Denn wenn der befürchtete Gedanke gar nicht auftritt, besteht auch kein Grund, etwas dagegen zu unternehmen. Allerdings führt dies mit der Zeit dazu, dass Sie in der normalen Lebensführung immer mehr eingeschränkt werden: Der von AIDS-Angst geplagte Mann schafft den Gang zum Arbeitsplatz nicht mehr, weil er sich vor dem Kontakt mit einem homosexuellen Arbeitskollegen fürchtet; die von aggressiven Zwangsimpulsen geplagte Mutter kann nicht mehr mit ihrem kleinen Kind allein sein aus Angst, sie könnte es verletzen oder gar töten. Das Meiden von Situationen löst Ihre Befürchtungen und Ängste nicht, sondern hält sie weiter am Leben.

Statt sie weiterhin zu vermeiden, sollten Sie sich diesen Situationen stellen. Zunächst wird dabei Ihre Angst noch weiter ansteigen. Wenn Sie jedoch in der Angst auslösenden Situation verharren bzw. auf die Ausführung irgendwelcher

Zwangsrituale zu Ihrer Beruhigung verzichten, werden Sie die Erfahrung machen, dass Angst und Anspannung auch ohne »Beruhiger-Zwänge« nach einer gewissen Zeit wieder vergehen.

Die folgenden Hinweise sollen Ihnen dabei helfen, sich aktiv jenen Situationen zu stellen, die Zwangsgedanken und entsprechende Befürchtungen auslösen:

■ Haben Sie Verständnis dafür, dass Sie in den Übungen zunächst sehr unruhig und ängstlich reagieren. Sie haben das Gefühl, dass der angespannte und nervöse Zustand nie enden wird, und verspüren den starken Drang, Ihre Zwangsrituale durchzuführen, um sich oder andere vor Unglück zu bewahren oder um nicht »wahnsinnig« zu werden. Es ist völlig normal, dass bei Ihnen solche Ängste entstehen und dass Sie davon ausgehen, die Angst werde anhalten und ständig größer werden. Die wichtigste Erfahrung, die Sie beim Unterlassen der Zwangsrituale machen werden, ist, dass die Angst nicht auf ein solch unerträgliches Ausmaß anwächst und oft schneller zurückgeht, als Sie erwarten. Manchmal reduziert sich die Angst bereits nach einigen Minuten, oft nach zirka einer Stunde. Eine weitere Erfahrung ist, dass nach zwei oder drei Konfrontationen das Unbehagen zu Beginn der Übung immer kleiner wird. Daran lässt sich festmachen, dass die Behandlung anschlägt. Mit der Zeit werden Sie bemerken, dass Sie in der Lage sind, sich mit bisher gefürchteten Situationen zu konfrontieren, ohne dass es Ihnen überhaupt noch unbehaglich wird.

■ Gehen Sie zunächst in Gedanken durch, welche Situationen für Sie unangenehm sind. Welche Aktivitäten *vermeiden* Sie, um sich oder andere in Sicherheit zu wiegen? Wann zögern Sie zu handeln aus Angst, etwas falsch zu machen? Welchen Begebenheiten weichen Sie aus, welche Örtlichkeiten meiden Sie, um keine Angst erzeugenden Gedanken zu haben?

■ Erstellen Sie als Erstes eine *Liste* derjenigen Situationen, die Sie nach Möglichkeit zu vermeiden trachten, und bewerten Sie auf einer Skala von 0 (keine Angst) bis 100 (panische Angst) den Grad der Angst in den einzelnen Situationen.

■ Sie können sich mit Angst auslösenden Situationen schrittweise (»graduiert«) oder »massiert« konfrontieren. Die *schrittweise* Exposition ist leichter zu bewerkstelligen, weil Sie mit solchen Situationen beginnen, die nur geringe Angst auslösen, und sich auf diese Weise langsam durcharbeiten bis zu den für Sie »bedrohlichen« Situationen. Dieses Vorgehen ist gegebenenfalls schonender, kann allerdings wesentlich länger dauern. Zudem müssen Sie Acht geben, dass durch die vielen kleinen Übungen Ihre größeren Veränderungsziele nicht im Unerreichbaren verschwinden, sondern dass die Schritte irgendwann zu den intendierten großen Veränderungen führen.

■ In der Regel führt die *massierte* Form der Exposition rascher zum Ziel. Dafür ist sie jedoch auch belastender. Der große Vorteil dieser Herangehensweise besteht darin, dass Sie bei konsequenter Durchführung deutlicher erleben, wie sich die Angst reduziert. Es empfiehlt sich daher, sich bereits von Beginn an mit solchen Situationen aktiv zu konfrontieren, die eine erhebliche Schwierigkeit für Sie darstellen. Wenn Sie es geschafft haben, sich ohne die Beruhigung durch Zwangsrituale solchen mittelschweren Situationen zu stellen, sollten Sie den Schwierigkeitsgrad der Expositionsübungen entsprechend Ihrer Liste langsam steigern.

■ Gestalten Sie die Expositionsübungen so *realistisch* wie möglich und setzen Sie sich ausgiebig denjenigen Situationen aus, die in Ihrem Alltag Angst und Unsicherheit auslösen. Wenn Sie unter einem Waschzwang leiden, sollten Sie bewusst alle Gegenstände anfassen, die »verseucht« sind. Wenn Sie unter einem Kontrollzwang leiden, gilt es, die Haus- oder

Wohnungstür zu verschließen, ohne nochmals nachzuprüfen oder jemand anderen zu bitten, noch einmal nachzusehen.

■ Ihre erste Reaktion in Angst erzeugenden Situationen besteht vermutlich aus Zögern. Sie sind unsicher, ob Sie die Übung durchstehen. Halten Sie sich in solchen Augenblicken Ihre *langfristigen Ziele* vor Augen. Sie möchten nicht bloß Ihre Zwänge loswerden, sondern Sie wollen Ihr Leben wieder aktiv in die Hand nehmen, Freude haben, Beziehungen pflegen usw. Halten Sie sich diese positiven Ziele stets vor Augen und kämpfen Sie nicht nur gegen Ihre Symptome, kämpfen Sie für Ihre Lebensziele. Sich in Situationen zu begeben, die Sie bislang vermieden haben, ist ein wichtiger Schritt in dieses neue Leben.

■ Unangenehme Gefühle und Ängste bauen sich bei Menschen unterschiedlich schnell ab. Nehmen Sie sich daher *genügend Zeit* für die Expositionsübungen. Eine Konfrontationsdauer von ein bis zwei Stunden reicht jedoch meistens aus, um einen Rückgang der Gefühle zu erreichen. Es ist wichtig, dass Sie Übungen erst dann beenden, wenn sich Ihre Angst deutlich spürbar verringert hat, d.h. höchstens noch halb so groß ist wie zu Beginn der Übung.

■ Wenn Sie sich auf eine Ihrer Angst auslösenden Situationen eingelassen haben, sollten Sie nicht darauf warten, dass Ihre Ängste wieder einsetzen. Werden Sie vielmehr *aktiv* und unternehmen Sie etwas. Machen Sie einen langen Spaziergang, gehen Sie ins Fitness-Studio, rufen Sie Freunde an, gehen Sie ins Kino oder nehmen Sie am Arbeitsplatz ein neues Projekt in Angriff.

Nachdem Sie es geschafft haben, sich Ihren Angst auslösenden Situationen aktiv zu stellen, besteht der nächste Schritt darin, auf die Zwangsrituale zu verzichten. Denn die Konfrontation allein bewirkt noch keine Veränderung der Zwänge. Sie dient bloß dazu, Ihre Befürchtungen und Ängste aufleben zu lassen, um sie nun auf andere Art bewältigen zu lernen.

Zwangsrituale unterlassen

Um sich von Zwängen zu befreien, müssen Sie sich von Ihren Ritualen trennen.

Zwangsrituale in Form von offenen oder verdeckten Handlungen sind der eigentliche Motor zur Aufrechterhaltung der Zwangsstörung, weil sie kurzfristig Unbehagen und Angst reduzieren. Langfristig wird dadurch das Problem aber nicht gelöst, sondern erst recht am Leben erhalten. Wenn Sie sich entscheiden, sich künftig nicht mehr durch Zwangsrituale vor Angstgefühlen zu schützen, haben Sie einen mutigen Schritt getan. Sie nehmen in Kauf, dass Sie (vorübergehend) solchen Gefühlen ausgesetzt sind, ohne ein Mittel zur kurzfristigen Beruhigung zur Verfügung zu haben.

»Reaktionsmanagement«, wie dieser Veränderungsschritt in der Fachsprache heißt, besteht aus zwei Aspekten: Einerseits sollen Sie die zur Beruhigung eingesetzten Zwangsrituale unterlassen, und andererseits sollen Sie die aufkommenden negativen Gefühle auf andere Weise bewältigen. Im Folgenden gebe ich Ihnen einige Hinweise, wie Sie es schaffen können, auf Ihre Zwangsrituale zu verzichten und einen anderen Weg zu gehen, um Ihre unangenehmen Gefühle zu bewältigen.

Zwangsrituale verhindern

Die Expositionsübungen führen dazu, dass gewisse Befürchtungen und bisher nach Möglichkeit vermiedene Emotionen bei Ihnen hochkommen. Der innere Drang, erneut etwas zu Ihrer Beruhigung zu tun, wird dementsprechend stark. Dennoch können Sie Ihrem Drang zu einer Zwangshandlung widerstehen, obwohl Sie in der Angst auslösenden Situation das Gefühl haben, es nicht zu können. Wir sind in der Lage, unser Verhalten zu kontrollieren. Selbst wenn Sie sich im Extremfall die Hände zusammenbinden müssten, um sich davon abzuhalten, ein Türschloss zu überprüfen oder sich zu waschen, liegt es in Ihrer Macht, ob Sie das Zwangsritual ausführen oder nicht. Wenn Sie sagen, Sie könnten diesem Drang nicht widerstehen, meinen Sie wohl eher, dass Sie nicht dazu bereit sind, sich dem Stress auszusetzen, den es bei Ihnen auslöst, wenn Sie das Ritual unterlassen. Sie *müssen nicht* das Türschloss kontrollieren oder sich die Hände waschen, sondern Sie *haben bloß das Gefühl,* dass Sie dies tun müssen.

- Nachdem Ihnen der Unterschied zwischen »etwas tun müssen« und »dem Gefühl, etwas tun zu müssen« klar geworden ist, werden Sie begreifen, dass Sie Ihr Zwangsverhalten in den Griff bekommen können, falls Sie sich energisch genug dagegen zur Wehr setzen und mit aller Kraft Ihr willkürliches »Anti-Zwang-Verhalten« ausüben (z.B. Musik hören und sich entspannen). Da es aus meiner Erfahrung für Sie sehr schwierig sein dürfte, dies ganz allein zu bewältigen, sollten Sie unbedingt dafür sorgen, dass jemand Sie dabei unterstützt. Oftmals ist es hilfreich, wenn eine Ihnen freundlich gesinnte Bezugsperson Sie bei der Unterlassung der Zwangsrituale unterstützt (z.B. indem sie nach Absprache mit Ihnen den Hauptwasserhahn abstellt, um nächtliches Waschen zu verhindern, oder indem sie Sie in den Arm nimmt, wenn Sie in angespannter Verzweiflung nochmals die Küche putzen möchten).

- Versuchen Sie, Ihre Übungsziele in *kleine,* für Sie *überschaubare Schritte* zu zerlegen. Vielleicht gelingt es Ihnen am Anfang nur, die Ausführung eines Zwangsrituals um einige Minuten hinauszuschieben. Sobald Ihnen dies gelingt, dehnen Sie die Zeitspanne zwischen der Konfrontation und dem Ritual immer mehr aus.[18] Wenn Sie nach einer Konfrontationsübung den Ort verlassen, indem Sie z.B. einen Spaziergang machen, schwächt sich der Drang zu einem Zwangsritual in der Regel deutlich ab. Nach und nach können Sie immer länger in der Angst auslösenden Situation bleiben, bis Sie es schaffen, ganz auf die Ausführung des Rituals zu verzichten.

■ Ein Ziel des Reaktionsmanagements besteht darin, dass Sie bewusst erleben können, wie sich diese negativen Emotionen auch ohne die Ausführung der Zwänge auf ein erträgliches Maß reduzieren lassen und wie Sie sich mit der Zeit immer besser daran gewöhnen können. Wenn Sie sich kontinuierlich Angst auslösenden Situationen aussetzen und es dabei unterlassen, jedwede Zwangsrituale auszuführen, werden Sie die Erfahrung machen, dass der Drang zur Ausführung einer zwanghaften Handlung nachlässt.

Belastende Gefühle aushalten

Sie können Ihre Angst aushalten! Wenn Sie zum ersten Mal versuchen, Ihrem Drang zu einer Zwangshandlung zu widerstehen, wird die Angst wahrscheinlich erst einmal zunehmen. Wenn es Ihnen gelingt, diese Angst auszuhalten, bis sie schließlich von selbst wieder verschwindet, können Sie Ihre Zwänge in den Griff bekommen. Eine gewisse Angst erleben ist nicht gefährlich. Und noch etwas: Die Angst, die Sie während einer Konfrontationsübung erleben, ist meistens viel geringer als Sie im Voraus annehmen.

■ Um die unangenehmen Gefühle besser aushalten zu können, sind *Entspannungstechniken* wie progressive Muskelentspannung, autogenes Training, Atemübungen hilfreich. Diese Methoden werden nicht alle Ihre Ängste nehmen, können Ihnen aber dabei helfen, die Angst zu ertragen.

Wenn Sie sich die Technik der progressiven Muskelentspannung aneignen möchten, sollten Sie sich als Erstes das Gefühl der Spannung in den Muskeln vergegenwärtigen, indem Sie bewusst einzelne Muskelgruppen fest anspannen. Halten Sie die Spannung etwa zehn Sekunden lang und entspannen dann die Muskeln wieder. Auf diese Weise lernen Sie, wie sich der Unterschied zwischen Anspannung und Entspannung anfühlt.

Spannen Sie zuerst die Muskeln Ihrer rechten Hand an, indem Sie die Hand zur Faust ballen. Drücken Sie die Finger fest zusammen und achten Sie dabei auf die Spannung in Hand und Unterarm. Zählen Sie bis zehn und entspannen Sie dann die Hand wieder. Vergleichen Sie nun das Gefühl im rechten Arm mit demjenigen, als Sie die Hand zur Faust geballt hatten. Versuchen Sie es gleich nochmals und achten insbesondere auf den Unterschied zwischen gespanntem und entspanntem Zustand der Muskeln.

Als Nächstes üben Sie, andere wichtige Muskelgruppen Ihres Körpers anzuspannen und zu entspannen. Dadurch lernen Sie, Spannungsgefühle in Ihrem Körper abzubauen.

1. *Rechter Oberarm: Beugen Sie den rechten Ellbogen und spannen Sie mit geöffneter Hand den Bizeps an.*
2. *Linke Hand und linker Unterarm: Ballen Sie die linke Hand fest zur Faust.*
3. *Linker Oberarm: Beugen Sie den linken Ellbogen und spannen Sie mit geöffneter Hand den Bizeps an.*
4. *Stirn: Ziehen Sie die Augenbrauen hoch.*
5. *Augen: Kneifen Sie die Augen zusammen und machen Sie ein böses Gesicht.*
6. *Nase: Rümpfen Sie die Nase.*
7. *Lippen: Spitzen Sie die Lippen.*
8. *Kiefer: Verziehen Sie den Mund zu einem breiten Grinsen und pressen Sie die hinteren Zähne aufeinander.*
9. *Hals: Drehen Sie den Kopf zuerst nach rechts, dann nach links und beugen ihn leicht zur Schulter.*
10. *Nacken: Beugen Sie den Kopf nach vorne gegen Ihre Brust.*
11. *Schultern: Ziehen Sie die Schultern hoch und pressen Sie sie leicht nach hinten.*
12. *Rücken: Machen Sie ein leichtes Hohlkreuz.*

13. *Bauch: Drücken Sie Ihren Bauch heraus, sodass Sie einen leichten Schlag abfangen könnten.*
14. *Gesäß und rechter Oberschenkel: Heben Sie das rechte Bein hoch.*
15. *Rechter Unterschenkel: Strecken Sie Zehen und Fuß nach oben.*
16. *Rechter Fuß: Drücken Sie den Fuß nach vorne und die Zehen nach unten.*
17. *Gesäß und linker Oberschenkel: Heben Sie das linke Bein hoch.*
18. *Linker Unterschenkel: Strecken Sie Zehen und Fuß nach oben.*
19. *Linker Fuß: Drücken Sie den Fuß nach vorne und die Zehen nach unten.*

Die progressive Muskelentspannung kann im Sitzen oder im Liegen durchgeführt werden. Sie sollten sich bequem hinsetzen, die Füße gerade auf den Boden stellen und die Hände in den Schoß legen. Spannen Sie nun die einzelnen Muskelgruppen an, indem Sie die oben angegebenen Bewegungen ausführen. Halten Sie die Spannung und zählen Sie bis zehn. Achten Sie dabei auf das Gefühl in den Muskeln. Bei zehn angelangt, entspannen Sie. Sollte irgendeine Bewegung Schmerzen verursachen, führen Sie die Bewegung weniger heftig aus oder lassen Sie sie ganz weg. Achten Sie sowohl während der Anspannung als auch bei der Lockerung der Muskelgruppen genau auf Ihre Empfindungen. So lernen Sie, immer feinere Unterschiede wahrzunehmen, und können die einzelne Muskelgruppe von Mal zu Mal tiefer entspannen. Der Hauptvorteil dieser Entspannungsmethode liegt darin, dass sie nahezu überall ohne Hilfsmittel und größere Vorbereitung angewandt werden kann. Sie ist damit für Sie leicht verfügbar zu einer aktiven Selbststeuerung.

Üben Sie die Methode der progressiven Muskelentspannung mindestens zwei Wochen lang jeden Tag einmal. Sobald Sie die einzelnen Schritte auswendig können, brauchen Sie nicht mehr auf die Anleitung zu schauen und können Ihre

Augen schließen. Nach den Übungen sollten sich Ihre Spannungsgefühle und der Drang zur Ausführung eines Zwangsrituals verringert haben. Wenn Sie die Entspannungsübungen längere Zeit durchgeführt haben und gut beherrschen, können Sie versuchen, den Schritt der Anspannung der Muskeln auszulassen, indem Sie nur in Ihrer Vorstellung durch die einzelnen Muskelgruppen des Körpers gehen und sich auf die Entspannung konzentrieren.

■ Wie bereits erwähnt, können die unangenehmen Gefühle, die Sie zur Ausführung eines Zwangsrituals drängen, unterschiedlich lange andauern. Wahrscheinlich haben Sie selbst schon einmal versucht, Ihrem Drang zu einer Zwangshandlung zu widerstehen. Als Sie jedoch feststellen mussten, dass Ihre Angst immer stärker wurde, haben Sie nachgegeben und das Zwangsritual ausgeführt. Höchstwahrscheinlich haben Sie die Erfahrung gemacht, dass Ihre Zwänge nach einem solchen Versuch noch zugenommen haben. Dies lässt sich so erklären, dass Sie Ihrem Körper über die Ausführung des Rituals vermittelt haben, dass dies die einzige Möglichkeit darstellt, um die unangenehmen Gefühle loszuwerden – aber Sie wissen ja jetzt, dass das so nicht zutrifft. Wenn Sie stattdessen Ihrem Drang widerstehen und *lange* genug in der Angst auslösenden Situation verbleiben, vermitteln Sie Ihrem Körper, dass Ängste und Spannungen auch ohne die Ausführung des Zwangsrituals von alleine wieder zurückgehen.

■ Vergessen Sie nicht, dass Ausdauer und das Wissen um die Mechanismen zur Aufrechterhaltung der Zwänge die wichtigsten Voraussetzungen für einen Erfolg sind. Haben Sie also *Geduld* mit sich und geben Sie sich eine faire Chance, Ihre Zwangssymptome in den Griff zu bekommen.

■ Ab und zu kommt es vor, dass durch die Konfrontation mit Angst auslösenden Situationen nicht nur Unbehagen, Angst und Anspannung, sondern auch ganz *andere* negative *Gefühle* ausgelöst werden (z. B. Trauer, Wut, Hilflosigkeit, Ausgeliefertsein). In solchen Fällen besteht berechtigter Grund zur Annahme, dass diese Gefühle mit einer bisher ungelösten, dem Zwang zugrunde liegenden Problematik zusammenhängen. Die Zwänge dienen unter anderem dazu, Betroffene vor dem Erleben solcher Gefühle zu schützen. Und wenn dieser Schutz wegfällt, treten ebenjene Gefühle wieder zu Tage, die wahrscheinlich maßgeblich zur Entwicklung des Zwangs beigetragen haben. Diese Emotionen führen oft auf direktem Weg zur lebendigen Erinnerung an belastende Erfahrungen und Konflikte und eröffnen psychotherapeutische Möglichkeiten zu deren Bearbeitung. Falls Sie beim Unterlassen Ihrer Zwangsrituale ganz andere Gefühle als Unbehagen und Angst erleben, rate ich Ihnen, professionelle therapeutische Unterstützung in Anspruch zu nehmen.

Mit Zwangsgedanken anders umgehen

Sie können Ihr Verhalten kontrollieren, nicht aber Ihre Gedanken.

Rufen wir uns nochmals das Wesen der Zwangsgedanken in Erinnerung. Es sind lästige unwillkürliche Gedanken, Impulse oder bildhafte Vorstellungen, die sich Ihnen aufdrängen. Je unannehmbarer und abstoßender ein solcher aufdringlicher Gedanke für Sie ist, umso unbehaglicher und ängstlicher fühlen Sie sich bei dessen Auftreten. Deshalb ist beispielsweise der unwillkürlich auftretende Gedanke einer fürsorglichen Mutter, sie könnte ihr Baby absichtlich zu Boden fallen lassen, so beunruhigend für sie, weil er das pure Gegenteil von dem beinhaltet, was diese Frau wirklich tun möchte. Daher erschrickt sie einerseits über den Inhalt dieses Gedankens und andererseits über die Tatsache, dass sie überhaupt einen solchen Gedanken hat. Zwei Fragen quälen unter Zwangsgedanken Leidende am meisten. Zum einen die Frage nach der »Herkunft« solcher Gedanken: »Wieso gibt es quälende, aufdringliche Gedanken?« »Wieso habe gerade ich diese besonderen Zwangsgedanken?« »Was sagen diese unangemessenen, erschreckenden, verwerflichen Gedanken über mich aus?« Zum andern die Frage nach deren Bewältigung: »Muss ich mein Leben lang unter solchen Gedanken leiden?« »Wie kann ich solche Gedanken wieder loswerden?« Bewältigung meint hier nicht »zum Verschwinden bringen« oder »völlig aus dem Leben schaffen«, sondern wie Zwangsgedanken »gezähmt«, bzw. »domestiziert« werden können. Damit möchte ich von Anfang an betonen, dass es bei der Bewältigung von Zwangsgedanken in erster Linie darum geht, anders damit umzugehen und anders darauf zu reagieren. Denn alle Versuche, die Zwangsgedanken völlig auszumerzen und zu vermeiden, tragen nur mit dazu bei, dass sich die Zwangsstörung am Leben erhält.

Aufdringliche Gedanken sind ein normales Phänomen. Praktisch alle Menschen werden ab und zu von unangemessenen und ungewollten Gedanken heimgesucht. Häufig kreisen die aufdringlichen Gedanken um die Themen Sexualität, Gewalt und unangemessenes, auffallendes Verhalten in der Öffentlichkeit. Einige typische Beispiele solcher unwillkürlicher, aufdringlicher Gedanken sind nachfolgend aufgeführt.

Thema Sexualität

- Der Gedanke an gewalttätigen Sex
- Der Gedanke, seine(n) PartnerIn sexuell zu bestrafen
- Der Gedanke an »unnatürliche« sexuelle Praktiken, z. B. mit Tieren
- Der Impuls, der/dem PartnerIn mit sexuellen Praktiken Schmerzen zuzufügen
- Der Impuls, Bekannte oder Unbekannte sexuell anzufallen
- Blasphemisch-obszöne Bilder der Jungfrau Maria

Thema Gewalt

- Der Gedanke, ältere Menschen zu verletzen
- Der Wunsch oder das Bild, dass geliebte Menschen verletzt werden oder zu Schaden kommen
- Der Drang, ein Tier anzugreifen und zu töten
- Der Drang, einen Menschen anzugreifen und zu töten
- Der massive Gedanke oder Wunsch, dass jemand einfach vom Erdboden verschwinden möge
- Der Impuls, jemanden zu schlagen oder zu verletzen
- Aggressive Wut auf jemanden wegen einer vergangenen Begebenheit
- Der Impuls, gewalttätig gegen ein (kleines) Kind zu sein, es zu verletzen
- Der Impuls, jemanden anzuschreien und zu beschimpfen

Thema öffentliches Aufsehen

- Der Impuls, jemanden anzugreifen und massiv zu beleidigen
- Der Impuls, etwas Gemeines zu sagen und jemanden bloßzustellen
- Der Impuls, unangemessene und unflätige Dinge zu äußern (»das Falsche am falschen Ort«)
- Der Impuls, in der Menge Leute wegzuschubsen und zur Seite zu drücken
- Blasphemische Äußerungen während des Gebets

Meistens beinhalten aufdringliche Gedanken das, was für die Betroffenen individuell am erschreckendsten und bedrohlichsten ist. Bestimmte Belastungssituationen begünstigen dabei noch das Auftreten quälender Gedanken. Sie schöpfen ihre Inhalte dann häufig aus den aktuellen Lebensumständen. Ein eindrucksvolles Beispiel dafür ist die postpartale Depression, in der viele Mütter von Gedanken gequält werden, ihr Baby in irgendeiner Weise zu verletzen. Dabei kreisen die Inhalte der Zwangsgedanken um eigene aggressive Handlungen gegenüber dem Kind, oder es drängen sich Bilder des verletzten Kindes auf. Stärker noch als der Impuls, etwas Unangemessenes zu tun, ist dabei die Sorge, die Kontrolle zu verlieren und dann – aus Unachtsamkeit, z. B. beim Hantieren mit einem Messer, oder aus Unfähigkeit, z. B. beim Ohnmächtigwerden oder durch Absenzen – dem Kind Schaden zuzufügen.

Die Tatsache, dass Sie unter Ihren Gedanken leiden, ist das Hauptindiz dafür, dass es sich um quälende Gedanken handelt und sonst nichts – weder um einen Hinweis auf ein in Ihnen schlummerndes aggressives Monster noch um eine zuverlässige Prognose, wie Sie sich in Zukunft verhalten werden. Sie empfinden Scham und Schuld bei der Vorstellung von übergriffigen und gewalttätigen Handlungen, was in aller Regel nicht bei Menschen der Fall ist, die solche Taten tatsächlich begehen. Die verlässlichste Basis für Vorhersagen, wie jemand sich verhalten wird, ist das bisherige Verhalten. Rufen Sie sich Ihr bisheriges Verhalten in Erinnerung. Waren Sie in der Vergangenheit bereits schon einmal nahe daran, das zu tun, was Ihnen nun solche große Angst einjagt? Haben Sie wirklich bereits etwas getan, was Ihre Befürchtungen untermauern könnte? Mit ziemlicher Sicherheit werden Sie diese Frage mit einem klaren »Nein« beantworten.

Sie versuchen womöglich mit allen Mitteln, sich Ihre Zwangsgedanken zu verbieten, sie willkürlich zu unterdrücken und explizit nicht mehr daran zu denken. Treibende Kraft dieser verzweifelten Versuche, direkt gegen die Zwangsgedanken anzukämpfen, ist die Sorge, dass die Gedanken etwas über uns aussagen, das wir nicht gerne zur Kenntnis nehmen, das aber etwas von unseren dunklen Seiten zeigt. *Dr. Jekyll and Mr. Hyde*[19] ist ein bekanntes literarisches Beispiel, das die Befürchtung vieler Menschen mit unannehmbaren Gedanken aufgreift: »Bin ich nicht auch eine schlechte Person?« »Schlummert in mir nicht das Böse, das sich in den Gedanken zeigt und das um alles in der Welt unterdrückt werden muss?«

● Herrn A., einen 30-jährigen Treuhänder, quälten von der Pubertät bis ins Erwachsenenalter vor allem sexuelle Zwangsgedanken, deren Inhalte sich im Laufe der Jahre veränderten: In der Adoleszenz war es die Angst, homosexuell zu sein. Herr A. war durch den Gedanken »Bin ich schwul?« so verunsichert, dass er es vermied, sich mit einem Mitschüler alleine in einem Raum aufzuhalten, damit er nicht über seinen Kollegen »herfalle«. Auch wenn er sich für ein Mädchen interessierte, zweifelte er daran, ob dieses Interesse echt sei oder ob er nur vorgebe, sich von Frauen angezogen zu fühlen, um nicht sein wahres Ich zu offenbaren. Die zunehmende gesellschaftliche Liberalisierung von Homosexualität und seine Hilfskonstruktion, vielleicht bisexuell zu sein, ermöglichten ihm dann später doch Kontakte zu Frauen, und die quälenden Zwangsgedanken ließen nach und suchten sich einen anderen Inhalt. Im Erwachsenenalter wechselten sie dann zum nun unvorstellbarsten Vergehen: sexuelle Handlungen mit Kindern. Herr A. war nun fortlaufend damit beschäftigt, sich genau Rechenschaft über sein Verhalten und seine Taten der letzten Jahre abzulegen, um sich so zu beruhigen und die Zwangsgedanken als nicht zutreffend entkräften zu können.

Auch quälte ihn die Frage, was die Tatsache, dass er überhaupt solche Gedanken hatte – und dann noch in dieser Häufigkeit –, über ihn als Menschen aussagte und ob vielleicht die Gedanken ein Indiz für bislang verdeckte pädophile Züge waren. ●

Tragischerweise führt die willentliche Unterdrückung von Gedanken gerade zum Gegenteil dessen, was beabsichtigt wird. Vielmehr kommt es zu einer Steigerung der Häufigkeit, mit der die aufdringlichen Gedanken Sie plagen. Dieser Effekt ist unabhängig davon, ob es sich um inhaltlich bedeutsame Gedanken handelt oder um blaue Giraffen, Elefanten, weiße Bären und Ähnliches.[20]

Gedanken lassen sich nicht nur nicht unterdrücken, sondern sie haben zunehmend die Tendenz, verstärkt aufzutreten, wenn die Unterdrückungsversuche unterlassen werden. Man spricht dann von einem so genannten »Rebound«-Effekt, d.h.

von einem »Zurückschlagen«, einer Zunahme der Gedanken. Diese präsentieren sich nun in einer Art Überschwang noch häufiger als vor den ungeeigneten Versuchen, sie aus dem Weg zu schaffen und zu kontrollieren. Aus diesem Grund sind Personen mit Zwangsgedanken häufig verunsichert, ob sie ihre Unterdrückungsversuche wirklich aufgeben sollen – sie haben erlebt, dass sich die Zwangsgedanken dann umso häufiger und drängender Raum verschaffen. Unterdrückte Gedanken beschäftigen die Menschen also häufiger, unabhängig davon, wie bedeutsam diese Gedanken sind. Es verwundert daher nicht, dass Zwangsgedanken, deren Inhalte für die Betroffenen äußerst bedeutsam und erschreckend sind, sich noch häufiger und intensiver melden, wenn man sie zu unterdrücken versucht. Es ist von großer Wichtigkeit, dass Sie diese Mechanismen des Denkens kennen und verstehen, damit Sie sich von vermeintlicher Schuld mit Blick auf solche Gedanken freisprechen können.

In meiner Praxis versuche ich beispielsweise, unter aggressiven Zwangsgedanken leidende Mütter durch folgende Informationen zum allgemeinen Mechanismus des Denkens zu entlasten:

- »Der Gedanke, Sie könnten Ihr Kind erstechen, ist ein Gedanke, der sich Ihnen gegen Ihren Willen aufdrängt und Sie sehr beunruhigt und quält. Weil sich dieser Gedanke immer wieder einstellt, handelt es sich um einen Zwangsgedanken. Es dürfte für Sie interessant sein zu erfahren, dass zirka 90 % der Bevölkerung ab und zu aufdringliche Gedanken haben, die sich von ihrem Inhalt her nicht von Zwangsgedanken unterscheiden.

  Zunächst haben sie wahrscheinlich versucht, ganz bewusst nie mehr einen solchen Gedanken zu denken, was wenig geholfen hat, weil es schlicht nicht möglich ist, an etwas Bestimmtes nicht zu denken. Wenn ich Ihnen z. B. in autoritärer Manier befehlen würde, in den nächsten zehn Minuten auf gar keinen Fall an einen rosaroten Elefanten zu denken, würden Sie es – da bin ich mir ziemlich sicher – nicht schaffen, nicht daran zu denken. Sie haben auch möglicherweise versucht, sich gut zuzureden im Sinne von »Aber ich bin doch eine gute Mutter« oder »Ich hab doch mein Kind gern«, was leider auch nicht dazu beigetragen hat, dass der Gedanke weniger häufig aufgetreten ist, im Gegenteil. Tatsächlich wissen wir, dass der Versuch, bestimmte Gedanken zu unterdrücken oder dagegen anzukämpfen, deren Auftreten noch verstärkt.

Ich würde jedoch meine Hand für Sie ins Feuer legen, dass Sie niemals eine solche Tat begehen könnten, weil sie das Gegenteil von dem bedeutet, was Ihnen im Leben lieb und teuer ist. Sie lehnen den Inhalt dieses Gedankens und die Tatsache, dass er Ihnen immer wieder kommt, mit aller Vehemenz ab. Ähnlich wie nur besonders gläubige Christen unter dem Zwangsimpuls leiden können, in der Kirche laut zu rufen: »Jesus ist ein Schwein!« (für Atheisten wäre ein solcher Gedanke nicht bedrohlich), leiden auch nur besonders fürsorgliche Mütter unter dem Zwangsgedanken, sie könnten ihrem Kind etwas antun. Entscheidend für das wiederholte Auftreten des Gedankens und die daraus entstehenden quälenden Gefühle ist demnach die Art und Weise, wie Sie dessen Auftreten bewerten und wie Sie damit umgehen, einen solchen Gedanken zu haben.« ●

Wenn also keine Chance besteht, erfolgreich das Auftreten von Zwangsgedanken zu kontrollieren oder zu verhindern, wie können Sie auf andere Weise wieder von diesen loskommen? Ich schlage Ihnen zwei Wege vor, wie Sie es schaffen können, mit Zwangsgedanken so umzugehen, dass Sie diese nicht mehr als so bedrohlich erleben und dass sich nach einer gewissen Zeit die Häufigkeit von deren Auftreten reduziert:

- Sie können *Distanz* zum Inhalt Ihrer Zwangsgedanken gewinnen, indem Sie den jeweils in Gang kommenden Teufelskreis von Gedanken, Gefühlen und Zwangsritualen frühzeitig erkennen und durchbrechen lernen.
- Sie können sich mit Ihren Zwangsgedanken willkürlich *konfrontieren* und somit die Erfahrung machen, dass die »auf-

putschende« Kraft dieser Gedanken allmählich nachlässt und Sie nicht mehr in Angst und Schrecken versetzt.

Sich vom Inhalt der Zwangsgedanken distanzieren

Wenn Sie von einem Zwangsgedanken bedrängt werden, dann macht Ihnen in erster Linie der Inhalt des Gedankens zu schaffen (z. B. »Habe ich aus Unachtsamkeit einen Fußgänger angefahren?«). Sobald Sie an die möglichen Konsequenzen denken, die das Nicht-ernst-Nehmen eines solchen Gedankens zur Folge hätte, wird Ihnen angst und bange, und es erscheint Ihnen unumgänglich, etwas zur Verhinderung solcher Konsequenzen zu tun. Hier läuft bei Ihnen ein ähnliches Reaktionsmuster ab wie bei Menschen, die plötzlich von einer Panikattacke überrascht werden:

● Mitten im Trubel eines Einkaufszentrums wird Herr M. plötzlich von einer heftigen Panikattacke überrascht. Sein Herz beginnt zu rasen, Schweißperlen treten auf seine Stirn, er bekommt kaum mehr Luft, seine Arme und Beine zittern, ihm wird schwindlig. Herr M. möchte am liebsten davonlaufen, wagt es aber nicht, weil er befürchtet zu kollabieren. Er hat panische Angst zu sterben – »Herzinfarkt, Gehirnschlag!«, durchzuckt es ihn. Er wird als »medizinischer Notfall« ins Krankenhaus eingeliefert. Die Untersuchung ergibt jedoch keinen auffälligen Befund, sodass er nach drei Tagen mit der Diagnose »Panickattacken« wieder entlassen wird. Zwei Wochen später erleidet Herr M. abends im Bett eine weitere Panikattacke, wieder verbunden mit extremer Todesangst.[21] ●

Personen mit Panikattacken befinden sich in einem Teufelskreis der Angst. Sie interpretieren spontan auftretende körperliche Symptome als bedrohlich und beängstigend. Dies führt zu einer Ausschüttung von Hormonen, die die physiologische Erregung noch erhöhen, mit der Folge, dass sich die Symptome noch mehr verstärken und die Angst zur Panik wird. Um diesen Teufelskreis zu überwinden, muss die Person lernen, ebendiesen Mechanismus zu erkennen und zu durchbrechen. Dies gelingt am besten, wenn sie es schafft, sich vom Inhalt der Angstsymptomatik (»Ich habe einen Herzinfarkt«) zu lösen und stattdessen festzustellen, dass sie wieder von einer Panikstörung beherrscht wird.

Was sich für die Behandlung von Panikattacken als äußerst hilfreich erwiesen hat, kann auch auf den Umgang mit Zwangsgedanken übertragen werden. Solange Sie die Inhalte Ihrer Zwangsgedanken wörtlich und ernst nehmen und die Befürchtung als Realität behandeln, wird es Ihnen schwer fallen, »ruhig Blut« zu bewahren und zur Tagesordnung überzugehen. Die maßgebliche Frage sollte nicht mehr sein, wie man die Gedanken und die darin enthaltenen Befürchtungen wegbekommt, sondern erstens, wie man sie als Zwangsgedanken erkennt, und zweitens, wie man dem Drang, mit neutralisierenden Ritualen oder Vermeidung zu reagieren, begegnet. Im Folgenden werden drei Strategien beschrieben, die Ihnen helfen können, Zwangsgedanken frühzeitig zu identifizieren und anders damit umzugehen.

Zwangsgedanken identifizieren

Die erste Strategie zur inhaltlichen Distanzierung von Zwangsgedanken besteht darin, sie zu identifizieren und daraus die richtigen Konsequenzen zu ziehen: *»Der Gedanke, der eben aufgetaucht ist, ist ein Zwangsgedanke. Er ist lediglich ein Anzeichen dafür, dass ich noch an einer Zwangsstörung leide. Er ist kein Indiz dafür, dass ich selbst in irgendeiner Weise gefährdet bin oder andere gefährden könnte. Es gibt also nichts, was ich dagegen unternehmen müsste.«*[22]

Tatsächlich erkennen Betroffene meistens sofort, wenn sie wieder von einem Zwangsgedanken heimgesucht werden. Sie trauen sich jedoch nicht, daraus die richtigen Konsequenzen zu ziehen, sondern lassen sich vom Inhalt des Gedankens beunruhigen. Ich empfehle daher meinen PatientInnen, diesen Merksatz in großen Lettern auszudrucken und in der

Wohnung gut sichtbar zu platzieren. Idealerweise sollten Sie, sobald ein Zwangsgedanke auftritt, gleichsam mit dem Finger auf ihn zeigen und sagen: »Du hast mich nicht erwischt, denn ich habe dich erkannt!«

Hilfreich ist auch der folgende Satz, der Sie daran erinnert, dass das Auftreten solcher Gedanken ganz normal ist: *»Jeder Mensch hat manchmal unsinnige Gedanken. Solche Gedanken haben keinerlei Bedeutung. Deshalb brauche ich mir ihretwegen auch keine Vorwürfe zu machen. Ich lasse sie einfach ganz normal vorüberziehen, so wie das andere Leute tun, die keine Zwangsstörung haben.«*

Das Problem neu benennen

Eine weitere Strategie zur Distanzierung von Zwangsgedanken besteht darin, ihr Auftreten als ein subjektiv-gedankliches Problem und nicht als ein Problem der Realität zu begreifen. Die »Realitätsfalle« besteht darin, dass Sie beim Auftreten eines Zwangsgedankens »vergessen«, dass Sie nur einen Gedanken haben, sondern sich stattdessen sofort vom Inhalt des Gedankens erschrecken lassen (z. B. »Ich habe mich mit AIDS infiziert« statt »Ich hatte eben den Gedanken, dass ich mich mit AIDS infiziert haben könnte«). Wenn Sie sich vom Inhalt des Gedankens leiten lassen, liegt es auf der Hand, dass Sie alle Hebel in Bewegung setzen müssen, um das Schlimmste zu verhindern. Denn nun ist das Problem eines aufdringlichen belastenden Gedankens zu einem Problem der Realität geworden, um das Sie sich unbedingt sofort kümmern müssen.

Um dieser »Realitätsfalle« zu entgehen, müssen Sie lernen, das Auftreten von Zwangsgedanken als das zu interpretieren, was es tatsächlich bedeutet, nämlich dass ein aufdringlicher Gedanke Sie in Beschlag genommen hat – und sonst nichts. Durch eine Neubenennung der aufdringlichen Gedanken, Impulse und Bilder wird eine Verschiebung der Problemdefinition angestrebt, nämlich weg vom Inhalt der Befürchtungen und hin zu der Erkenntnis, dass das Problem darin besteht, Zwangsgedanken zu haben. Je mehr sich dieses Wissen verfestigt, desto weniger werden Sie sich durch die Inhalte in Angst und Schrecken versetzen lassen.

Eine weitere Form der Neubenennung besteht darin, dass Sie lernen, zwischen Ihren eigenen Regeln, Vorhaben und Bedürfnissen und denjenigen des Zwangs immer klarer zu unterscheiden. Mittlerweile ist die Formulierung einer Patientin von Jeffrey Schwartz zu einem geflügelten Wort geworden: »Das bin nicht ich, die das will, sondern das ist meine Zwangsstörung« (»It's not me, it's my OCD«[23]). Auf diese Weise machen Sie sich immer wieder bewusst, dass der Zwangsgedanke, der Sie zur Ausführung eines Zwangsrituals drängt, nicht Teil Ihrer Persönlichkeit ist, sondern das Symptom einer Zwangsstörung darstellt. Mithilfe der Umbenennung von Zwangsgedanken in automatische fehlerhafte Gedanken des Gehirns, die ihren Ursprung in einer Stoffwechselstörung des Gehirns haben, können Sie lernen, sich von diesen Gedanken zu distanzieren.

Gedanken vorbeiziehen lassen

Die negative Bewertung der Zwangsgedanken ist die treibende Kraft, weshalb Sie mit allen Mitteln dagegen zu kämpfen und sie zu neutralisieren versuchen. Sie beißen sich an diesen Gedanken buchstäblich fest und haben so keine Möglichkeit, diese an sich vorbeiziehen zu lassen. Zur Überwindung Ihrer quälenden Gedanken müssen Sie Ihre Herangehensweise grundsätzlich verändern. Statt zu versuchen, diese beängstigenden Gedanken mit aller Macht zu vertreiben, sollten Sie sich bemühen, die Rolle eines Beobachters einzunehmen, und aus einer gewissen Distanz heraus festhalten, welche und wie viele aufdringliche negative Gedanken auftreten. Hilfreich ist es, wenn Sie sich dazu das folgende Bild vor Augen führen:

Vergleichen Sie doch einmal Ihre Zwangsgedanken mit Lastwagen, die auf einer stark befahrenen Straße vorüberfahren, und schauen Sie sich an, wie Sie sich bisher verhalten haben, wenn ein solcher Lastwagen auftauchte. Sie sind näm-

lich auf die Straße gesprungen, haben versucht, den Lastwagen zu stoppen, und sind dabei von ihm überrollt worden. Ich möchte Ihnen nun einen anderen Umgang mit diesen Zwangsgedanken in Form von Lastwagen vermitteln und schlage Ihnen Folgendes vor: Nehmen Sie sich einen Campingstuhl, setzen Sie sich mit Schreibblock und Bleistift an den Straßenrand und führen Sie nun eine Verkehrszählung durch. Sobald ein Lastwagen vorbeifährt, registrieren Sie diesen, halten ihn auf der Strichliste fest und lassen ihn vorbeiziehen. Am Abend zählen Sie zusammen, wie viele Lastwagen heute diese Strecke passiert haben.

Mithilfe dieser »Lastwagen-Metapher« können Sie es schaffen, bislang quälende und nach Zwangsritualen drängende Gedanken vorüberziehen zu lassen. Statt sich durch das Auftreten von Zwangsgedanken aus dem Konzept bringen und von Ihrem Vorhaben (z. B. ein Buch lesen) abbringen zu lassen, können Sie es dabei bewenden lassen, den Gedanken zur Kenntnis zu nehmen und zu registrieren, und können in Ihrer Beschäftigung (z. B. eben lesen) fortfahren.

● Frau M., die bereits vorgestellte Mutter mit dem lästigen Zwangsimpuls, sie könne ihrer Tochter etwas Schlimmes antun, hatte über drei Monate hinweg täglich mit einer Strichliste festgehalten, wie oft ihr dieser Gedanke gekommen war. In den ersten Tagen und Wochen trat dieser gedankliche Impuls etwa 10–20 Mal pro Tag auf, doch allmählich nahm er ab. Schließlich nahmen in den Aufzeichnungen von Frau M. die »Smilies« überhand, d. h. jene Tage, an denen überhaupt kein solcher Gedanke aufgetreten war. Nach drei Monaten traten die Zwangsgedanken kaum mehr auf, sodass der nächste Therapieschritt in Angriff genommen werden konnte, nämlich die Konfrontation mit Angst auslösenden Situationen. Hierzu übernachtete Frau M. zunächst an einzelnen Tagen, später während drei Wochen mit ihrer Tochter allein zu Hause und konnte sich schließlich davon überzeugen, dass sie keine Angst mehr vor einem »inneren Monster« zu haben brauchte. ●

Mittels Metaphern (z. B. Zwangsgedanken als Lastwagen, Zwang als ungebetener Gast, als Kobold im Kopf) können Sie lernen, Ihren Zwangsgedanken mit einer anderen Haltung zu begegnen. Statt gegen solche Gedanken frontal anzukämpfen – dabei von ihnen überrollt zu werden – müssen Sie akzeptieren lernen, solche Gedanken zu haben, und können sich so dann von ihnen distanzieren. Anhand von Strichlisten können Sie deren Auftreten im Sinne einer sachlichen und distanzierten Beobachtung festhalten. Zwangsgedanken werden so immer mehr zu einem »normalen«, nicht weiter beunruhigenden Phänomen, das keine Aussagen über Ihre Person oder die Realität beinhaltet, daher auch keine vermeidenden oder neutralisierenden Handlungen erfordert. Sie lernen so, Ihr Problem als ein gedankliches und nicht als Problem in der Realität zu begreifen. Wenn Sie z. B. unter einem Waschzwang leiden, bedeutet diese Veränderung der Sichtweise, dass Sie nicht mehr davon ausgehen, Sie könnten kontaminiert sein und müssten sicherstellen, dass Sie niemand anderem oder sich selbst damit Schaden zufügen, sondern dass Sie an dem subjektiven Problem leiden, Ängste vor Kontamination zu haben.

Sich den Zwangsgedanken stellen

Eine weitere Möglichkeit, um zu erreichen, dass Zwangsgedanken Sie nicht mehr in Angst und Schrecken versetzen, besteht darin, dass Sie sich absichtlich den unwillkürlich auftretenden, Angst machenden Gedanken aussetzen. *»Um Angst zu überwinden, müssen Sie sich Ihrer Angst stellen«*, ist das Losungswort der »Exposition mit Reaktionsmanagement«, die Sie bereits kennen gelernt haben. Was sich für den Umgang mit externen Auslösern der Zwangsgedanken (Situationen) als nützlich erweist, ist auch für den Umgang mit internen Auslösern der Zwangsgedanken (unwillkürliche, aufdringliche Gedanken) hilfreich. Indem Sie sich willkürlich mit Ihren Zwangsgedanken konfrontieren, werden Sie erleben, dass ihre »aufputschende« und zu Zwangsritualen drängende Kraft allmählich nachlässt. Das primäre Ziel der willkürlichen Konfrontation besteht darin, dass Sie sich an das Auftreten der Zwangsgedanken, -impulse oder -vorstellungen gewöhnen lernen. Ihre Aufgabe ist es, bislang gefürchtete Gedanken wiederholt und absichtlich so lange zu denken, bis (aufgrund der »Habituation«) eine Angstreduktion eintritt.

Um diese Gewöhnung zu erreichen, ist es zunächst besonders bedeutsam, dass Sie genau zwischen den aufdringlichen Gedanken, über deren Auftreten Sie keine Kontrolle haben, und den mentalen Aktivitäten (z. B. Grübeln, absichtliches Denken eines anderen Gedankens) unterscheiden, mit denen Sie sich wieder zu beruhigen versuchen. Von außen ist nicht zu beobachten, ob Sie von einem aufdringlichen Zwangsgedanken geplagt werden oder ob Sie als Reaktion auf einen Zwangsgedanken absichtlich etwas Bestimmtes zu dessen Neutralisierung denken. Bei Letzterem sprechen wir auch von »kognitiven Ritualen« oder »Denkzwängen«, die Sie zu Ihrer Beruhigung einsetzen. Wie bei der »In-vivo-Exposition mit Reaktionsmanagement« geht es auch hier darum, dass eine Konfrontation mit den aufputschenden Zwangsgedanken absichtlich provoziert wird, wogegen die Ausführung beruhigender kognitiver Zwangsrituale verhindert wird.

Im Folgenden werden Möglichkeiten aufgezeigt, wie Sie unwillkürlich auftretende beängstigende Gedanken absichtlich provozieren und wie Sie sich an der Ausführung eines kognitiven Zwangsrituals hindern können.

■ Am leichtesten ist es, unwillkürliche Gedanken absichtlich hervorzurufen, wenn diese an externe Auslöser gekoppelt sind. Wenn Sie z. B. unter Tötungsimpulsen leiden, werden Sie den Kontakt mit Gegenständen, die dazu benutzt werden könnten (z. B. Messer, Scheren), nach Möglichkeit vermeiden. Sobald Sie sich willkürlich mit diesen Gegenständen konfrontieren, sich diese ansehen, sie schließlich auch anfassen, drängen sich sofort die Angst machenden Zwangsimpulse auf, die Ihnen das Leben zur Qual machen. Sie können also auf diesem Weg aufdringliche Gedanken absichtlich herbeiführen und sich sukzessive daran gewöhnen, dass Sie solche Gedanken haben. Das folgende Beispiel soll diesen Zugang veranschaulichen:

● Ein unter aggressiven Zwangsgedanken leidender Student befürchtete, er könne jemanden ermordet haben, ohne es bemerkt zu haben. Besonders Angst auslösend waren für ihn Messer, Scheren und andere spitze Gegenstände. Deshalb vermied er nach Möglichkeit den Kontakt mit solchen Objekten. Während der Exposition legte die Therapeutin in Absprache mit dem Patienten ein langes Brotmesser auf den Tisch im Therapieraum. Der Patient äußerte, während er dies beobachtete, seine aggressiven Gedanken laut: »Ich bin ein Mörder«, »Ich habe zugestochen« usw. Auf der nächsten Stufe der Exposition wurde der Patient aufgefordert, das Messer anzufassen. Etwas später ging er damit, zunächst im Beisein der Therapeutin, im Haus umher, und schließlich wurde er damit allein um den Block geschickt.[24] ●

■ Grundsätzlich ist es bei der Exposition mit den Zwangsgedanken wichtig, dass Sie die als unkontrollierbar erlebten Gedanken auf irgendeine Art und Weise dingfest machen können, damit Sie sich lange genug und wiederholt damit auseinander setzen können. Zum Beispiel können Sie sich den Gedanken genau ausmalen und die Vorstellung so lange *im Kopf* behalten, bis die Angst vor der Vorstellung allmählich nachlässt, weil Sie sich daran gewöhnt haben. Allerdings müssen Sie bei diesem Zugang sehr darauf achten, dass Sie nicht versuchen, mithilfe von gedanklichen Ritualen die Angst auslösenden Gedanken zu neutralisieren. Sie sollten unter keinen Umständen versuchen, den Gedanken zu bannen, indem Sie z. B. einen Gegengedanken fassen, der Sie wieder beruhigen soll. Sie dürfen auch anschließend nichts unternehmen, um den Sie ängstigenden Gedanken wieder gutzumachen.

■ Eine weitere Möglichkeit zur willkürlichen Konfrontation mit unwillkürlichen Zwangsgedanken ist, diese *schriftlich* auf je einem Kärtchen festzuhalten. Dieses Verfahren ermöglicht, die Gedanken genau zu analysieren und sich so konkret wie möglich auszumalen, was sie wirklich beinhalten. Schließlich können Sie sich einen Gedanken absichtlich so lange vorstellen, bis Sie merken, dass die dadurch entstandene Anspannung etwas nachlässt. Nach kurzer Pause nehmen Sie das nächste Kärtchen und verfahren damit in gleicher Weise.[25]

■ Die mit Abstand effektivste Methode zur Konfrontation mit beängstigenden Zwangsgedanken besteht darin, diese Gedanken selbst auf eine *Tonbandkassette* mit einer *Endlosschleife* zu sprechen, damit Sie sich diese immer wieder anhören können.[26] Sie nehmen also Ihre aufdringlichen Gedanken für zirka 30 Sekunden auf Endlos-Kassette auf (z. B. »Ich könnte mein Kind verletzen, ich könnte es mit dem Küchenmesser erstechen, sodass es verblutet«). Da Sie sich normalerweise aufgeregt und verzweifelt fühlen, wenn Sie mit Ihren Zwangsgedanken kämpfen, ist es vorteilhaft, wenn sich Ihre Stimme bei der Aufnahme genau so anhört. Wichtig ist, dass sich auf dem Band keine neutralisierenden Gedanken zu Ihrer Beruhigung befinden. Nun hören Sie sich Ihre Gedanken auf der Endlos-Kassette täglich mindestens eine Stunde lang an, am besten so lange, bis sich die Angst vor den Gedanken während der Übung deutlich spürbar reduziert hat. Sie können diese Gedanken auch unterwegs mit dem Walkman abhören und mit der Zeit auch in besonders schwierigen Situationen (z. B. wenn Sie Ihrem Kind die Windeln wechseln). Solche Kassettenaufnahmen mit möglichst authentisch gesprochenen Gedanken eignen sich hervorragend für die willkürliche Konfrontation. Ein weiterer großer Vorteil dieser Methode besteht darin, dass Sie aufgrund der konstanten Konfrontation mit Ihren Zwangsgedanken aktiv daran gehindert werden, gedankliche Rituale zur Neutralisierung vorzunehmen. Wenn es Ihnen auf diesem Weg gelingt, sich an einige Zwangsgedanken zu gewöhnen, können Sie damit rechnen, dass auch weitere Gedanken nun weniger belastend sind.

Die willkürliche Konfrontation mit Angst auslösenden Zwangsgedanken ist eine schwierige Sache, die nur mittels hartnäckigen Übens zu einer erfolgreichen Angstreduktion führen wird. Erfahrungsgemäß bedarf es einer großen persönlichen Überwindung, Dinge absichtlich zu denken, die einen bisher immer wieder erschreckt haben. Auch ist der Drang, diesen beängstigenden Gedanken etwas entgegenzusetzen, sie wieder gutzumachen, in der Regel sehr stark. (Wenn z. B. der aufdringliche Gedanke der Tochter lautet: »Meine Mutter soll verrecken«, dann ist die Versuchung sehr stark, einen wieder gutmachenden Gedanken nachzuschieben, wie etwa: »Ich wünsche meiner Mutter ein langes Leben«.) Vielleicht fällt Ihnen Ihre Aufgabe etwas leichter, wenn Sie sich auch hier vor Augen führen, dass es sich bei aufdringlichen Gedanken um ein Gedanken-Problem und nicht um ein Problem der Realität handelt.

Mit Dingen »normal« umgehen und »voll präsent« sein

Das Ziel ist, voll präsent ein normales, zwangfreies Leben zu führen.

Wenn Sie schon längere Zeit an Zwängen leiden, dann sind Ihnen aller Wahrscheinlichkeit nach Vorstellungen über den normalen Umgang mit Dingen weitgehend abhanden gekommen. Sie brauchen daher neue Normen hinsichtlich Normalität. Entscheidend für Ihr Gefühl, die Zwänge wirklich besser im Griff zu haben, ist darüber hinaus, dass Sie selbst wieder voll präsent in der Wirklichkeit stehen und aktiv handeln.

Neue Verhaltensnormen setzen

Über die Konfrontation mit Angst auslösenden Situationen bei gleichzeitigem Verzicht auf die Ausführung von Zwangsritualen gelingt es Ihnen, Ihre Zwänge besser in den Griff zu bekommen. Offen bleibt aber weiterhin die Frage, wie Sie die bislang vom Zwang dominierten Situationen künftig anders bewältigen können. Sie sind sich möglicherweise nicht sicher, nach welchen Normen Sie sich künftig verhalten sollen, und brauchen zur Reduzierung der bestehenden Unsicherheit konkrete Vorstellungen über normales Verhalten (z. B.: Wie kontrolliert man Dinge? Wann wäscht man sich die Hände?).

● Für Herrn F., einen 23-jährigen Studenten mit einem schweren Waschzwang, bestand nach der massierten »In-vivo-Exposition mit Reaktionsverhinderung« der nächste wichtige Schritt darin, Normen für »normales« Waschverhalten zu erarbeiten, da ihm diesbezüglich im Laufe der letzten acht Jahre jegliche Orientierung abhanden gekommen war. Er schlug vor, zu diesem Zweck die Kotherapeutin und mich über unser persönliches Waschverhalten zu befragen. Nach dem Motto »Sie fragen, wir antworten« interviewte uns der Patient etwa zwei Stunden lang über unser Waschverhalten: »Bei welchen Gelegenheiten waschen Sie sich die Hände?«, »Wie häufig und wie lange duschen Sie sich?« usw. Dabei stellte sich heraus, dass meine Kollegin und ich durchaus unterschiedliche Waschgewohnheiten hatten und dass wir uns auch bezüglich der Dauer des Duschens voneinander unterschieden.

Herr F. folgerte daraus, dass es keine festen (absolut gültigen) Normen gebe und dass er innerhalb einer gewissen Bandbreite des Verhaltens die Freiheit habe zu entscheiden, welches Waschverhalten er persönlich bevorzuge. ●

Um herauszufinden, nach welchen Normen Sie sich in den bisher vom Zwang beherrschten Lebensbereichen richten können, empfehle ich Ihnen grundsätzlich, sich mit möglichst vielen vertrauten Personen darüber auszutauschen. Sie werden dadurch zunehmend sicherer, welches Verhalten normal ist. Zudem werden Sie feststellen, dass normales Verhalten stets einen gewissen Spielraum beinhaltet und dass Sie selbst (nicht der Zwang!) entscheiden können, welches Verhalten für Sie am besten passt. Das nächste Kapitel über Selbsthilfemöglichkeiten bei spezifischen Zwängen bietet konkrete Vorschläge, wie »normales« Verhalten aussehen könnte.

Voll präsent handeln

In den Bereichen, in denen Ihre Zwänge bislang das Sagen hatten, haben Sie sich womöglich eher als eine reagierende denn als eine agierende Person erlebt. Ihre Lebensführung wurde maßgeblich von dem beeinflusst, was Ihre Zwänge Ihnen abverlangten. In diesen Bereichen fühlten Sie sich immer unsicher. Was Ihnen in solchen Situation fehlte, war ein Lebensgefühl, das man als »sich voll in der eigenen aktuellen Wirklichkeit fühlen« beschreiben kann.

● Balthasar beklagt sich immer wieder darüber, dass er wie ein Objekt durch die Welt geht. Er beschreibt diese Empfindung folgendermaßen: »Alles, was mir über den Weg läuft, macht mit mir, was es will. ›Der Mensch ist der Mittelpunkt seiner Welt‹, sagt man immer. Ich bin kaum da, geschweige denn erlebe ich mich als Mittelpunkt. Ich spüre mich fast gar nicht und habe nicht das Gefühl, die Situation im Griff zu haben, auch wenn sie noch so primitiv und einfach ist wie ein Einkauf mit Selbstbedienung. Sie wissen ja, wie dann die Parole lautet: Nur durch! Gut, dass ich den Einkaufszettel auswendig kann. Ich wäre nicht in der Lage zu entscheiden, was ich will, ja, ich schaffe es nicht einmal, etwas wirklich zu wollen.«[27] ●

»Subjektkonstituierung« nennt Nicolas Hoffmann den Prozess, der zu dem Lebensgefühl führt, sich ganz in der aktuellen Wirklichkeit zu fühlen und voll da zu sein. Es bedeutet, dass Sie sich als ganze Person erleben und fühlen, die inmitten einer konkreten und überschaubaren Realität steht, die selbst Handlungen ausführt und sich darauf verlassen kann, dass diese zu einem Ziel führen werden. Dieses komplexe Ziel kann auf verschiedene Weise erreicht werden, z. B. indem man übt, zuerst relativ einfache, dann zunehmend komplexe Sachverhalte wie abstrakte Bilder, Fotografien oder reale Situationen bewusst wahrzunehmen und »wirklich« zu erleben. Anhand des Bildes *Berührung*, das Kandinsky 1924 gemalt hat, beschreibt Hoffmann, wie eine Situation erfasst und analysiert werden kann:[28]

1. *Verschaffen Sie sich einen ersten Überblick* über das Bild: »Ein viereckiges Bild, höher als breit. Ein hellbrauner Hintergrund mit verschiedenfarbigen geometrischen Figuren und Linien.«
2. *Bilden Sie nun ein Raster* des ganzen Bildes, indem Sie es in große Einheiten gliedern und die Hauptelemente erfassen: »Vom Hintergrund hebt sich in der Mitte des Bildes ein großes schwarzes Dreieck ab, das auf der Spitze steht. Daneben gibt es oben und unten zwei Kreise, der untere ist schwarz, der obere hellrosa und schwarz umrandet. Über das Dreieck sind vier gerade Linien gelegt und eine gekrümmte. Unten hebt sich neben dem großen Kreis eine Art Balken ab, auf dem sechs farbige Dreiecke auf der Spitze stehen.«
3. *Vergleichen Sie die einzelnen Elemente* und bringen Sie sie miteinander in Beziehung: »Das große schwarze Dreieck berührt mit seinen Spitzen den schwarzen Kreis. Beide zusammen sehen aus wie ein Ausrufungszeichen und heben sich sehr stark von dem Hintergrund ab. Der kleine helle Kreis scheint neben dem oberen Rand des Dreiecks zu schweben. Die Linien über dem Dreieck haben etwas Leichtes und machen das Ganze weniger streng.«
4. *Achten Sie nun auf Ihre eigene Befindlichkeit* (d. h. auf die Gefühle, die das Bild bei Ihnen auslöst) und bringen Sie diese in Zusammenhang mit dem Ganzen und einzelnen Teilen: »Das tiefe Schwarz wirkt etwas bedrückend auf

mich, so als würde es mich in das Bild hineinziehen. Zuerst hatte ich mich fast erschrocken. Aber der helle Kreis und die farbigen Linien lockern doch alles auf. So bleibt bei näherer Betrachtung das Dunkle, Störende im Hintergrund. Es ist zwar da, aber es verliert nach und nach seine Bedrohlichkeit. Wenn man sich auf etwas Schönes und Lebendiges konzentriert, darf man nicht vergessen, dass trotzdem der Ernst des Lebens sozusagen im Hintergrund da ist.«

Das Ziel dieser Übung besteht darin, dass Sie die aktuelle Wirklichkeit voll erleben können. Es beinhaltet nicht nur, dass Sie die entsprechenden Inhalte bewusst aufnehmen, sondern auch, dass Sie in der Situation voll präsent sind. Balthasar beschreibt seine Eindrücke nach einigen Minuten der persönlichen Auseinandersetzung mit dem Bild folgendermaßen: »Wissen Sie, ich habe mich nie mit moderner Kunst beschäftigt, in unserer Familie hatte man für so etwas kein Verständnis. Auch in der Schule haben wir nie etwas über solche Dinge gehört. Nun habe ich mich fast eine halbe Stunde zum ersten Mal mit diesem Bild beschäftigt und es hat mich letztlich doch sehr interessiert. Am Anfang hatte ich Schwierigkeiten, mich zu konzentrieren, aber jetzt habe ich das Gefühl, dass ich die Situation sozusagen im Griff habe. Ich denke doch, ich bin einigermaßen klargekommen und fühle mich gar nicht so schlecht. Ich hoffe allerdings, dass Sie wissen, wozu das alles gut ist«.[29]

Nachdem Sie sich anhand eines Bildes vor Augen geführt haben, dass Sie eine Situation erfassen, analysieren und mit Ihren Gefühlen in Verbindung bringen können, übertragen Sie dieses Vorgehen auf die Aufnahme und Wahrnehmung realer Situationen und gehen dabei nach den oben beschriebenen Schritten vor. »Subjektkonstituierung« bedeutet, dass Sie Schritt für Schritt eine möglichst nachhaltige und klare geistige Tätigkeit verrichten sollen, um so zu erreichen, dass Sie Ihre Eindrücke deutlich erleben. Sagen Sie sich in der

Situation: »Ich will mich jetzt wirklich auf die Situation konzentrieren«. Eine gedanklich so organisierte und strukturierte Realität ermöglicht Ihnen, sie subjektiv zu kontrollieren und aktiv zu steuern. Sie sind der Mittelpunkt und handeln nach Ihrem Plan. Erst wenn es Ihnen gelungen ist, sich so aufzubauen und in die Lage zu versetzen, wieder selbst das Zepter zu übernehmen und zu bestimmen, wo es langgehen soll, haben Sie die Zwänge wirklich überwunden.

2.3 Selbsthilfemöglichkeiten bei spezifischen Zwängen

Nachdem Sie bereits verschiedene allgemeine Strategien zur Bewältigung von Zwängen kennen gelernt haben, möchte ich nun auf die Besonderheiten bei der Bewältigung der verschiedenen Zwangsformen zu sprechen kommen. Weil die einzelnen Zwangsformen so unterschiedlich sind, muss das konkrete Vorgehen auf Ihre jeweils spezifische Problematik abgestimmt werden. Dabei gilt: Wie individuell verschieden sich die Zwangssymptome auch jeweils präsentieren, so gibt es doch theoretische und inhaltliche Gemeinsamkeiten, die für die jeweiligen Zwangsformen typisch sind.

Folgende Fragen dienen als Orientierungshilfe, um die Ausprägungen Ihrer Zwänge genau fassen zu können. Die Kenntnis der individuellen Erscheinungsform hilft Ihnen dann, die therapeutischen Bewältigungsschritte gezielt darauf abzustimmen. Oft leiden Betroffene unter verschiedenen Zwangssymptomen. Sollte dies auch bei Ihnen der Fall sein, empfiehlt es sich, gesondert für jede Art von Symptomen diese Fragen zu beantworten und dann die effektivsten Strategien zur Selbsthilfe auszuwählen.

- Welche Situationen lösen Ängste aus und drängen zur Ausführung eines Zwangsrituals?
- Welche Gedanken, Bilder oder Impulse beunruhigen Sie?

- Welche Konsequenzen befürchten Sie, wenn Sie kein Zwangsritual ausführen?
- Worin bestehen die üblichen Zwangsrituale?

Im Folgenden rufe ich zunächst die Gemeinsamkeiten der jeweiligen Zwangsform in Erinnerung und versuche Ihnen anschließend eine Vorstellung davon zu vermitteln, wie Sie bei den einzelnen Zwangssymptomen am besten vorgehen können, um Ihre Ziele zu erreichen, und welche konkreten Schritte Sie dazu unternehmen können.

Kontrollzwänge

Wenn Sie unter Kontrollzwängen leiden, möchten Sie ganz sicher sein, dass weder Sie noch andere zu Schaden kommen, für die Sie sich verantwortlich fühlen. Sie richten daher Ihre Aufmerksamkeit auf Situationen, von denen eine mögliche Gefahr mit schlimmen Konsequenzen ausgehen könnte. Sie fühlen sich verpflichtet, alles in Ihrer Macht Stehende zu tun, um zu verhindern, dass etwas Schlimmes passiert, wofür Sie letztlich die Verantwortung tragen und sich schuldig fühlten.

Gemeinsame Merkmale bei Kontrollzwängen

Situationen, die Ängste auslösen und/oder zu Zwangsritualen drängen (externe Auslöser)

- Einen Fehler machen, wie z.B. einen falschen Betrag auf einem Scheck einsetzen oder ein Wort falsch schreiben
- Das Haus verlassen, ohne nachzuprüfen, ob Türen und Fenster verriegelt sind
- Genuss von Speisen, ohne zu prüfen, ob sie Schadstoffe enthalten
- Mit dem Auto zu nahe an Fußgängern vorbeifahren und dabei riskieren, eine Person zu überfahren
- Aus dem Haus gehen, ohne die Stecker elektrischer Geräte herauszuziehen

Gedanken, Bilder oder Impulse, die Ängste auslösen (interne Auslöser)

- »Habe ich alle Fenster geschlossen?«
- »Habe ich meinem kranken Kind zu viele Tabletten verabreicht?«
- »Habe ich die Handbremse in meinem Auto angezogen?«
- »Habe ich versehentlich einen Fußgänger angefahren?«
- »Im Essen könnte sich ein Glassplitter befinden.«

Befürchtete Konsequenzen, wenn die Situation/der Gedanke nicht vermieden werden kann oder kein Zwangsritual ausgeführt wird

- »Es wird etwas Schreckliches passieren.«
- »Jemand wird in das Haus einbrechen, mich ausrauben und meiner Familie Schaden zufügen.«
- »Mein Haus wird niederbrennen.«
- »Meine Lieben werden verletzt oder sterben.«
- »Ich werde kritisiert, ausgelacht oder gedemütigt.«

Übliche Zwangsrituale

- Wiederholtes Kontrollieren von Türen, Fenstern, Handbremsen, Wasserhähnen, Lampen, elektrischen Geräten
- Wiederholtes Durchlesen und Kontrollieren von Briefen oder Formularen, bevor sie abgeschickt werden
- Nochmaliges Abfahren und Überprüfen von gefahrenen Strecken
- Wiederholtes Durchspielen eigener Handlungen im Kopf (mentale Überprüfung)

Selbsthilfe bei Kontrollzwängen

Um Kontrollzwänge in den Griff zu bekommen, müssen Sie sich gezielt den gefürchteten Situationen aussetzen (z. B. als Letzter Ihre Wohnung verlassen), dabei Ihre Kontrolle nach (vorher) vereinbarten Kriterien absolvieren (z. B. nur einmal prüfen, ob der Herd abgeschaltet ist) und schließlich dem

Drang widerstehen, nochmals zurückzugehen und zu überprüfen, ob die Sache wirklich in Ordnung ist. Zur Überwindung des Zwangs, Dinge immer wieder zu kontrollieren, sollten Sie folgende Punkte beachten:

Sinne statt Gefühl: Vergegenwärtigen Sie sich zunächst, dass Ihre Kontrollen zur reinen Gefühlssache geworden sind. Sie müssen das Gefühl haben, dass alles in Ordnung ist. Gefühle sind jedoch nicht dazu geeignet, zu beurteilen, ob der Herd abgestellt, das Licht gelöscht oder das Fenster verschlossen ist. Da die Gefühle jedoch diese Aufgabe nach und nach übernommen haben, muss diese Entwicklung wieder rückgängig gemacht werden. Ein erster wichtiger Schritt zur Veränderung besteht also darin, dass Sie zum Kontrollieren wieder denjenigen Sinnesorganen vertrauen, die verlässliche Informationen über die Außenwelt liefern (z. B. Ihre Augen). Sie können das Zusammenspiel zwischen Augen und anderen Sinnesorganen, Gehirn und Verhalten so trainieren, dass Sie mit viel weniger Mühe, Anstrengung und Zeit die Dinge des täglichen Lebens bewältigen können. Vertrauen Sie Ihren Sinnesorganen, denn Sie können sich voll auf Ihre Augen, ihr Gehör verlassen, genauso wie Sie sich auch auf Ihren gesunden Menschenverstand verlassen können. Sie können auch prüfen, ob Ihre Sinne richtig funktionieren, indem Sie z. B. testen, wie es »wirklich« tönt, wenn Sie mit dem Auto etwas überfahren. Fahren Sie einmal über einen Sack Kartoffeln und konzentrieren Sie sich auf das dabei entstehende Geräusch. Sie werden feststellen, dass Sie, wenn Sie wirklich etwas überfahren, dies sofort bemerken und entsprechend handeln werden. Halten Sie sich vor Augen, dass es völlig in Ordnung ist, gewisse Dinge zu kontrollieren, um Fehler oder schlimme Folgen zu verhindern. Ihr Problem besteht jedoch darin, dass Sie manche Dinge übermäßig kontrollieren. Ihre Gefühle sind dabei zur maßgeblichen Beurteilungsinstanz geworden, und Ihr Verantwortungsgefühl ist in bestimmten Lebensbereichen absolut übertrieben. Sie müssen wieder lernen, das Kontrollieren von Dingen so zu handhaben wie andere Menschen auch und sich dabei nicht von den Gefühlen des Zwangs verunsichern zu lassen.

Klare Kriterien: Erstellen Sie eine Liste der Kontrollen, die Sie üblicherweise vornehmen. Für jede dieser Kontrollen gilt es festzulegen, nach welchen Kriterien Sie Ihr »normales« Verhalten in Zukunft durchführen werden. Es empfiehlt sich hierzu, eine Ihnen nahe stehende Person zu fragen, ob sie in vergleichbaren Situationen Kontrollhandlungen durchführt, und wenn ja, wie dies in der Praxis aussieht. Wenn Sie Türen und Fenster kontrollieren, fragen Sie, ob Ihr Gegenüber das auch tut, und wenn ja, wie. Wenn Sie Wasserhähne, Lampen oder elektrische Geräte überprüfen, fragen Sie genau nach, wann und wie Ihr Gegenüber solche Kontrollen vornimmt. Wenn Sie unterwegs im Auto ein Geräusch hören, fragen Sie, wie Ihr Gegenüber in einer solchen Situation reagiert. Wenn Sie Briefe oder Überweisungen vor dem Abschicken kontrollieren, fragen Sie, wie die Ihnen nahe stehende Person sich vergewissert, dass alles korrekt ist.

Legen Sie nun schriftlich fest, was Sie in Zukunft kontrollieren wollen und wonach Sie beurteilen werden, ob eine Sache in Ordnung ist oder nicht (z. B. nur einmal prüfen, ob der Herd aus ist). Definieren Sie mithilfe der Ihnen nahe stehenden Personen auch, wie lange solche Handlungen dauern dürfen, z. B. wie lange »ein Blick auf den Herdschalter« normalerweise dauert, bis die Augen die Information »Schalter aus« realisieren. Nehmen Sie sich fest vor, künftig die Dinge nach den neuen, schriftlich festgelegten Vorgaben zu kontrollieren.

Konfrontation: Setzen Sie sich nun gezielt den gefürchteten Situationen aus (z. B. allein das Haus verlassen, mit dem Auto in die Stadt fahren). Führen Sie im Folgenden die Kontrollen auf die Weise durch, die Sie sich vorgenommen haben, und schreiten Sie in Ihrem veränderten Verhalten mutig voran.

Da Sie häufig daran zweifeln, ob Sie bestimmte Dinge sorgfältig genug kontrolliert haben, und sich deshalb nach dem Motto »sicher ist sicher« gezwungen fühlen, die Sache erneut zu kontrollieren, empfehle ich Ihnen im Sinne einer vorübergehenden »Krücke«, Ihre Kontrollen möglichst bewusst und innerlich hellwach vorzunehmen. Führen Sie also die Kontrollen ganz bewusst aus, damit sie in Ihrem Gedächtnis haften bleiben. Sobald dies geschehen ist, drehen Sie sich um und entfernen sich.

Wenn Sie z. B. eine Tür überprüfen, sollten Sie langsam und konzentriert auf die Tür zugehen, einige Male ruhig durchatmen und sich das Schloss genau ansehen. Dann legen Sie die Hand an den Schlüssel, spüren das Metall zwischen Ihren Fingern und drehen den Schlüssel langsam in Schließposition. Hören Sie auf das Klicken, wenn der Riegel einschnappt. Sobald Sie dieses Geräusch wahrnehmen, sollten Sie eine kurze Pause machen und bewusst die Frage stellen: »Habe ich die Türe abgeschlossen?« Antworten Sie: »Ja«. Ziehen Sie nun den Schlüssel aus dem Schloss und entfernen Sie sich mit entschlossenem Schritt von der Türe.[30]

Gefühl aushalten: Besonders am Anfang Ihrer Selbstbehandlung werden hin und wieder Unsicherheit und Zweifel aufkommen. Sie haben nach der Kontrolle noch ein ungutes Gefühl und befürchten, dass Sie etwas übersehen haben könnten. Denken Sie in solchen Momenten daran: Dieses Gefühl ist zwar real, aber kein Hinweis darauf, dass Sie etwas falsch gemacht haben. Es ist Teil Ihres Problems und wird mit der Zeit von selbst wieder vergehen. Wenn Sie diesem Gefühl nachgeben und erneut kontrollieren, wird es immer hartnäckiger wiederkehren und Sie daran hindern, Fortschritte zu machen.

Versuchen Sie daher um jeden Preis, diese »Durststrecke«

der aufkommenden Gefühle von Unbehagen, Anspannung und Angst durchzustehen, und Sie werden bereits nach kurzer Zeit erleben, dass Sie wieder an etwas anderes denken können und dass diese negativen Gefühle allmählich verschwinden. Hilfreich können hier Vereinbarungen mit Ihren Lieben sein (z. B. ein Treffen in der Stadt, ein Besuch auswärts), die Ihnen helfen, längere Zeit nicht mehr ins Haus zurückzukehren, um zu kontrollieren. So werden Sie die Erfahrung machen, dass die unangenehmen Gefühle mit der Zeit auch ohne Gegenmaßnahmen abnehmen.

Reaktionsmanagement: Bleiben Sie also hart und kontrollieren Sie nicht nochmals, auch wenn Sie das Gefühl haben, dass etwas nicht in Ordnung ist. Versichern Sie sich auch nicht bei anderen Personen, ob die Dinge in Ordnung sind. Lassen Sie auch keine andere Person die Kontrolle vornehmen, auch wenn es Ihnen schwer fällt.

Da nicht zu erwarten ist, dass Sie auf Anhieb Ihr neues Prozedere beim Kontrollieren befolgen können, empfehle ich Ihnen, mithilfe von Strichlisten zu protokollieren, ob Sie sich an Ihre Vorgaben halten konnten (+) oder nicht (–). Getreu dem Motto »Wer nicht locker lässt, gewinnt« werden Sie nach ein paar Tagen oder Wochen bemerken, dass die Pluszeichen in Ihrer Strichliste immer stärker überwiegen. Gleichzeitig werden Sie feststellen, dass die von Ihnen befürchteten Katastrophen nicht eingetreten sind und dass Sie sich an ein »normales« Kontrollverhalten gewöhnen konnten.

Ich möchte Sie mit folgendem Beispiel aus meiner psychotherapeutischen Praxis dazu ermutigen, den Weg der demütigenden Kontrollrituale zu verlassen und das Risiko auf sich zu nehmen, in einem bestimmten Bereich Ihres Lebens auf hundertprozentige Sicherheit zu verzichten (in vielen anderen Lebensbereichen tun Sie dies schon jetzt ganz selbstverständlich).

● Herr O., ein 35-jähriger, verheirateter, erfolgreicher Unternehmer leidet unter verschiedenen Ängsten und Zwängen, die sein Leben zur Qual machen. Angefangen haben die Probleme vor ein paar Jahren nach einem Besuch eines Saunaklubs, der massive Ängste vor AIDS bei ihm auslöste. In den folgenden Jahren weiteten sich die Ängste, sich mit dem todbringenden Virus zu infizieren, immer mehr aus. Herr O. hat auch schon mehrere AIDS-Tests durchführen lassen, immer mit negativem Befund. Er vermeidet praktisch alles (z. B. jemandem die Hand geben, auswärts essen, im See schwimmen gehen), was ein Ansteckungsrisiko mit dem HIV-Virus beinhalten könnte.

Noch schlimmer wird für ihn die Situation, als er eines Tages auf dem Weg zur Arbeit von dem Gedanken überrumpelt wird, er könne einen Fahrradfahrer übersehen und angefahren haben. Seither lassen ihn solche Gedanken nicht mehr los. Die Vorstellung, jemanden unbemerkt verletzt zu haben, mit der möglichen Konsequenz, wegen Fahrerflucht im Gefängnis zu landen, ist für Herrn O. dermaßen Angst auslösend, dass er, sobald er von einem solchen Gedanken befallen wird, sein Auto wenden muss, um eine Kontrollfahrt zum Ort des vermeintlichen »Geschehens« zu machen. Wenn er darauf verzichtet, macht er sich noch stundenlang danach Gedanken über diesen »Vorfall« und kann sich auf nichts anderes konzentrieren. Er fühlt sich in seiner Situation total gefangen und realisiert auch, dass jede Kontrollfahrt zu erneuten Befürchtungen Anlass gibt.

Zu Behandlungsbeginn hat das Anliegen, wieder wie früher Auto fahren zu können, oberste Priorität. Zuerst informiere ich Herrn O. ausführlich über die Ablaufdynamik seiner Zwänge. Ich fordere ihn dazu auf, in den folgenden vier Wochen tagebuchartig seine zwangsrelevanten Ereignisse, Gedanken und Handlungen schriftlich zu protokollieren. Ebenso soll er sämtliche Autofahrten (und Kontrollfahrten) dokumentieren. Nach einer Instruktion in progressiver Muskelentspannung gebe ich Herrn O. eine Entspannungs-CD mit nach Hause mit dem Auftrag, täglich einmal ein Entspannungstraining zu absolvieren. Danach machen wir zusammen eine erste Expositionsübung mit dem Auto in der Stadt. Herr O. beschreibt seine Erfahrungen folgendermaßen: »Das Fahren ist an und für sich nicht sehr unangenehm. Die Angst, jemanden zu überfahren, ist nicht mehr so stark (ich denke, hier spielt der Einfluss eines Mitfahrers eine Rolle – ich weiß, dass vier Augen und Ohren noch besser kontrollieren können ...). Mehr Angst habe ich vor den Verkehrsampeln, auf die ich achten muss ... Meiner Meinung nach verläuft die Fahrt relativ gut – auch wenn ich nach einer Stunde überhaupt nicht überzeugt bin, dass bei dieser Exposition die Angst nachlässt. Im Gegenteil, sie verstärkt sich noch. Nach etwa der dritten auf Orange stehenden Ampel werde ich jedoch plötzlich ruhiger. Es scheint wirklich zu funktionieren, und das nach etwa 1,5 Stunden – es ist ein wundervolles Gefühl. Ich fahre den Therapeuten noch durch eine sehr belebte Straße zu seiner Praxis, was mir praktisch keine Angst mehr macht. Auch die anschließende Fahrt nach Hause verläuft sehr entspannt.« ●

Waschzwänge

Wenn Sie unter Waschzwängen leiden, befürchten Sie, sich selbst oder andere zu schädigen, indem Sie mit Dingen in Kontakt geraten, die ein Gesundheitsrisiko darstellen (z. B. Schmutz, AIDS). Sie meiden deshalb Objekte, die Sie für »kontaminiert« halten (z. B. Putzmittel, Mülleimer), da diese Gefühle von Angst, Anspannung, Ekel etc. auslösen. Da es Ihnen nur teilweise gelingt, diese Gegenstände zu meiden, versuchen Sie sich wieder zu beruhigen, indem Sie sich häufig und ausgiebig nach bestimmten Ritualen waschen oder duschen.

Gemeinsame Merkmale bei Waschzwängen

Situationen, die Ängste auslösen und/oder zu Zwangsritualen drängen (externe Auslöser)

- Alles, was Keime und Krankheitserreger enthalten könnte (z. B. öffentliche Toiletten, Abfall)

- Alles, was verseucht/kontaminiert sein könnte (z. B. Kleingeld, Türklinken, Abfalleimer)
- Alles, was als schmutzig angesehen wird (z. B. Kot, Urin, Menstruationsblut, Schweiß, Fußboden)
- Alles, was ein Gesundheitsrisiko darstellen könnte (z. B. Chemikalien, Putzmittel, Asbest)

Gedanken, Bilder oder Impulse, die Ängste auslösen (interne Auslöser)
- »Ich bin verseucht/kontaminiert.«
- »Ich werde mich anstecken.«
- »Wenn ich dieses berühre, bin ich sicher verunreinigt.«
- »Ich bin mir nicht sicher, ob ich mich gründlich genug gewaschen habe.«

Befürchtete Konsequenzen, wenn die Situation/der Gedanke nicht vermieden werden kann oder wenn kein Zwangsritual ausgeführt wird
- »Ich oder jemand anders wird kontaminiert und dadurch wird meine/seine Gesundheit gefährdet.«
- »Ich oder jemand anders wird krank oder stirbt.«
- »Ich werde für immer Angst haben.«
- »Ich werde meinen Verstand verlieren und wahnsinnig werden.«

Übliche Zwangsrituale
- Händewaschen
- Duschen oder Baden
- Kleider wechseln und waschen
- Oberflächen oder Gegenstände reinigen

Selbsthilfe bei Waschzwängen

Um von Ihrem Waschzwang loszukommen, müssen Sie den Mut aufbringen, sich den (bisher vermiedenen) Angst auslösenden Situationen aktiv zu stellen (z. B. Dinge anfassen, die

Sie für kontaminiert halten) und anschließend dem Drang zu widerstehen, die zu Ihrer Beruhigung dienenden Waschrituale auszuführen. Zur Überwindung des Waschzwangs sollten Sie folgende Punkte beachten:

Günstige Vorbedingungen: Überprüfen Sie, ob Ihre psychische Verfassung gut genug ist, um sich auf Erfahrungen einzulassen, die massive Ängste hervorrufen können. Falls dies nicht der Fall ist, erscheint es mir ratsam, zur Behandlung des Waschzwangs einen Helfer zu suchen, der Sie dabei unterstützt.

Aus meiner Erfahrung mit PatientInnen, die unter Waschzwängen leiden, weiß ich, dass diese durchaus in der Lage sind, auch sehr schwierige Konfrontationen freiwillig einzugehen, wenn sie genügend Zeit haben, um sich darauf vorzubereiten, und wenn sie genau wissen, was auf sie zukommen wird. Zwar werden durch diese Transparenz im therapeutischen Vorgehen auch Erwartungsängste geschürt (z. B. sagte ein Patient zum Therapeuten vor der massierten In-vivo-Exposition: »Nehmen Sie eine Rüstung mit, denn ich kann für nichts garantieren«), aber dieses Problem ist geringer einzustufen als die Gefahr, dass der Patient vor einer Übung zurückschreckt, weil er davon überrascht wird.

Klare Regeln: Bevor Sie beginnen, sich aktiv Angst auslösenden Objekten und Situationen zu stellen, sollten Sie für sich verbindlich festlegen, *wann* Sie sich künftig waschen wollen (z. B. Hände nur waschen nach dem Benutzen der Toilette, vor dem Kochen bzw. Essen, wenn sie sichtbar schmutzig sind oder unangenehm riechen), *wie* (z. B. einmal einseifen oder ohne Seife die Hände abspülen) und *wie lange* (z. B. max. 30 Sekunden nach einem Toilettengang). Um zu diesen Regeln für normales Waschverhalten zu gelangen, ist es hilfreich, Ihnen vertraute Personen zu fragen, wie häufig sie sich waschen und wie lange sie üblicherweise unter der Dusche stehen. Am besten halten Sie die Regeln für das Waschen schriftlich fest und hängen sie vor Ihrem Waschbecken an die Wand.

Bei der Entscheidung, sich zu waschen, sollten Sie sich künftig an diesen »objektiven« Tatsachen und nicht an Ihren vagen Gefühlen orientieren. Wenn Ihr Problem aus übermäßigem Duschen besteht, empfiehlt es sich, eine bestimmte Duschzeit festzulegen und die Eieruhr oder den Wecker zu stellen. Es hat keinen Sinn, die Zeit nach dem Gefühl schätzen zu wollen, Sie werden bestimmt falsch liegen.[31]

Konfrontation: Erstellen Sie eine Liste der »gefährlichen« Gegenstände und Situationen, die Sie bisher aus Furcht vor einem gesundheitlichen Risiko gemieden haben. Schätzen Sie dabei Ihre Angst auf einer Skala von 0–100 ein. Beginnen Sie nun damit, absichtlich Gegenstände zu berühren, die bei Ihnen Unbehagen, ängstliche Spannung, Furcht, Ekel auslösen (z. B. Berührung der Klobrille). Fangen Sie dabei mit jenen Gegenständen an, die auf Ihrer Angstskala etwa bei 50 liegen. Wenn Sie diese vermeintlich gefährlichen Dinge berühren, werden Ihre Ängste und Ekelgefühle auftreten. Wenn Sie aber den direkten Kontakt mit diesen Gegenständen nicht unterbrechen (z. B. Ihre Hand auf der vermeintlich verseuchten Klobrille lassen), wird sich Ihre Angst zwar zu Beginn noch verstärken, nach einer gewissen Zeit aber nachlassen. Wenn Sie also die Berührung fortsetzen oder einen anderen Angst auslösenden Gegenstand berühren, werden Ihre unangenehmen Gefühle allmählich geringer oder ganz verschwinden und Sie werden die Gewöhnung daran am eigenen Leib erfahren.

Nachdem Sie verschiedene Angst auslösende Gegenstände gezielt angefasst haben, sollten Sie sicherstellen, dass Sie nicht versuchen, durch sehr gründliches Waschen im Nachhinein die »Kontaminierungen« wieder aufzuheben. Berühren Sie daher mit Ihren »verschmutzten« Händen Ihre Kleider und Ihr Gesicht. Heben Sie auch Ihre bisherige Aufteilung zwischen

»sauberen« und »schmutzigen« Bereichen auf, indem Sie auch diejenigen Gegenstände berühren, die in Ihren Augen noch sauber sind (z. B. das Bett, das Sie sich als Hort letzter Reinheit erhalten möchten). Dies schafft eine umfassende »Kontaminierung« und hilft Ihnen dabei, nach einer Konfrontationsübung nicht auf die Idee zu kommen, über Waschen oder Reinigen wieder den alten Zustand herstellen zu wollen.

Reaktionsmanagement: Nach einer Konfrontationsübung besteht der wichtigste Schritt darin, dem inneren Drang zu widerstehen, Dinge zu reinigen, sich zu waschen oder die »verseuchten« Kleider abzulegen. Denken Sie dabei daran, dass das Gefühl, verseucht zu sein, und der Drang, sich zu waschen, zum Zwang gehören und nur verändert werden können, wenn Sie diesen unangenehmen Gefühlen nicht nachgeben. Vielleicht können Sie diese Gefühle leichter ertragen, wenn Sie auf Entspannungsübungen zurückgreifen (siehe oben), nachdem Sie sich mit »verseuchten« Gegenständen konfrontiert haben.

Der gezielte und wiederholte Kontakt mit gefürchteten Objekten und Situationen führt mit der Zeit zu einem Abbau der Ängste, wenn es Ihnen gelingt, auf die bisherigen Waschrituale zu verzichten. So können Sie sich allmählich an diese Situationen gewöhnen und erleben, dass Ihre Ängste immer schwächer werden. Wie diese Veränderung langsam über eine gewisse Zeit erfolgen kann, wird aus dem Therapieverlauf eines Patienten mit einem schweren Waschzwang deutlich:

● Nachdem Herr F. die täglich 3–4 Stunden dauernden Waschrituale aufgeben konnte, hat er mit einem Mal wieder viel Zeit, um seinen technischen Hobbys zu frönen. Trotzdem ändert sich an seiner eher dysphorischen Befindlichkeit über längere Zeit hinweg wenig. Er vergleicht sich in einer Therapiesitzung mit jemandem, der an einem Seil über einer tiefen Schlucht hängt. Den sicheren Boden der einen Seite habe er nun verlassen, aber die andere Seite könne er noch nicht sehen, weil sie noch im Nebel liege, und er habe manchmal Zweifel daran, ob dieser Schritt hinaus für ihn richtig gewesen sei. Erst als er nach ein paar Monaten von zu Hause in eine kleine Wohnung umzieht, um sein Hochschulstudium fortzusetzen, wird seinen Eltern, aber auch ihm selbst klar, wie sehr er sich verändert hat. Hat er beim früheren Umzug einfach ängstlich und blockiert daneben gestanden, legt er dieses Mal tüchtig Hand an und hat – wie seine Mutter staunend bemerkt – zum ersten Mal ein starkes Interesse daran, dass seine Wohnung schön eingerichtet wird, dass auch Vorhänge an seinen Fenstern hängen. Endlich hat sich seine Befindlichkeit in eine positive Richtung verändert. ●

Hinweis auf die Funktionalität: Es kann sein, dass Sie während der Konfrontationsübungen nicht in erster Linie Unbehagen, Angst oder Ekel empfinden, sondern andere Gefühle wie Schmerz, Trauer, Hilflosigkeit, Wut erleben. Diese Gefühle geben einen Hinweis auf Probleme, die dem Zwang zugrunde liegen. Die Zwangssymptome dienen hier dazu, Ihre aufgrund einer anderen Problematik entstandenen konfusen Gefühle wieder unter Kontrolle zu bringen. Wenn Sie diese Art der Problemlösung unterbinden, indem Sie sich Angst auslösenden Reizen stellen und auf das Waschritual verzichten, erleben Sie unter Umständen diejenigen negativen Gefühle, die Sie bisher mithilfe der Zwänge erfolgreich abspalten konnten (siehe in Kapitel 1.4 den Abschnitt: »Zwang als persönliche Form der Problemlösung«, S. 76 ff.). In diesen Fällen reicht es nicht aus, wenn man den Zwang »bei den Hörnern packt«, indem man ihn verhindert. Es müssen darüber hinaus auch bestimmte, dem Zwang zugrunde liegende Probleme therapeutisch bearbeitet werden (siehe Kapitel 2.4, Abschnitt: »Wie wird an dem Zwang zugrunde liegenden Problemen gearbeitet?«, S. 189 ff.). Sollten Sie bei Ihren Konfrontationsübungen aber ganz andere Gefühle als Anspannung und Angst erleben, rate ich Ihnen, professionelle therapeutische Unterstützung in Anspruch zu nehmen.

Ordnungszwänge

Wenn Sie unter Ordnungszwängen leiden, wird Ihnen sehr unbehaglich zumute, wenn Dinge – meistens in Ihrem privaten Umfeld – nicht geordnet sind. Sie geraten in Panik, wenn Ihre Ordnung durcheinander gebracht wird oder bestimmte Gegenstände beschädigt werden. Sie fühlen sich erst wieder wohl, wenn Sie die ursprüngliche Ordnung wiederhergestellt haben. Daher verbringen Sie viel Zeit damit, Ihre Dinge nach einem ganz speziellen System pedantisch zu ordnen. Aus Angst vor aufwändigen und erschöpfenden Ordnungsritualen unterlassen Sie viele Aktivitäten (z. B. werden bestimmte Räume oder das Sofa gar nicht benutzt, Gäste werden nicht nach Hause eingeladen). Ihr Ordnungszwang führt auch zu Konflikten in der Partnerschaft, da der Lebenspartner hierdurch sehr eingeschränkt wird (z. B. beschrieb ein Mann seine Situation zu Hause als »schlimmer als im Knast«).

Gemeinsame Merkmale bei Ordnungszwängen

Situationen, die Ängste auslösen und/oder zu Zwangsritualen drängen (externe Auslöser)

- Gegenstände, die nicht exakt nach einem bestimmten Prinzip geordnet sind (z. B. Handtücher, Kleider, Medikamente, Schreibutensilien, Zeitschriften)
- Jemand berührt oder verschiebt solche Gegenstände
- Dinge, die nicht symmetrisch angeordnet sind
- Gegenstände, die einen Mangel haben (z. B. beschädigt sind)

Gedanken, Bilder oder Impulse, die Ängste auslösen (interne Auslöser)

- »Die Sachen stehen nicht am richtigen Ort.«
- »Die Gegenstände stehen nicht in der richtigen Beziehung zueinander.«
- »Der Bettüberwurf hat Falten.«

Befürchtete Konsequenzen, wenn die Situation/der Gedanke nicht vermieden werden kann oder wenn kein Zwangsritual ausgeführt wird

- »Ich fühle mich nicht wohl, wenn die Dinge nicht geordnet sind.«
- »Es macht mich krank, wenn ich die Sachen nicht richtig ordne.«
- Seltener: »Es geschieht ein Unglück, wenn die Sachen nicht am richtigen Platz liegen.«

Übliche Zwangsrituale

- Dinge werden zurechtgerückt, bis sie »am richtigen Platz« stehen
- Gegenstände werden symmetrisch oder nach gewissen Regeln geordnet

Selbsthilfe bei Ordnungszwängen

Um von Ihren Ordnungszwängen loszukommen, müssen Sie sich darauf einlassen, Ihre »perfekte« Ordnung zu zerstören, und darauf vertrauen, dass sich Ihr Unbehagen wieder legt, obwohl Sie nicht nach dem gewohnten Muster Ordnung schaffen. Bei der Überwindung des Ordnungszwangs können Sie sich selbst helfen, indem Sie folgende Punkte beachten:

Normales Verhalten: Fragen Sie zunächst Freunde und Bekannte, wie die es mit dem Aufräumen halten. Wann wird die Wohnung aufgeräumt, wie weit geht die dabei hergestellte Ordnung, wie viel Zeit nimmt das Aufräumen täglich in Anspruch? Überlegen Sie nun, wie viel Zeit Sie damit »vertrödeln«, Dinge zu Hause zu ordnen, bis sich ein Gefühl der »Stimmigkeit« einstellt, und was Sie stattdessen tun könnten, wenn Sie mehr Zeit zum »Leben« hätten.

Identifizieren der Ordnung: Gehen Sie durch Ihre Wohnung und führen Sie sich vor Augen, was alles von Ihnen pedantisch geordnet wird (z. B. Bücher, Bettdecke, Joghurtbecher im Kühlschrank, Kleider in den Kommodenschubladen). Identifizieren Sie nun die Situationen, die bei Ihnen Unruhe, Angst oder den Drang, die Dinge wieder zu ordnen, auslösen, und stufen Sie diese auf einer Angstskala zwischen 0 (keine Angst) und 100 (panische Angst) ein. Bitten Sie eine Vertrauensperson, Ihnen bei der Bewältigung des Ordnungszwangs und insbesondere bei der Konfrontation mit den Angst auslösenden Situationen zu helfen. Beginnen Sie zunächst mit Situationen, die ein mäßiges Unbehagen (zirka 50 auf der Angstskala) bei Ihnen auslösen.

Konfrontation: Bitten Sie die Vertrauensperson, Ihre Ordnung in einem bestimmten Bereich (z. B. Schublade des Schreibtischs) zu zerstören und die Dinge neu und normal anzuordnen. Betrachten Sie nun das neue Arrangement so lange, bis Ihr Unbehagen deutlich abnimmt. Lassen Sie die »Unordnung« bestehen und betrachten Sie sie im Laufe des Tages immer wieder von neuem, so lange, bis sich Ihr Unbehagen schließlich gelegt hat.

Nachdem Sie es geschafft haben, in einem Bereich ein »Chaos« zuzulassen und auszuhalten, schreiten Sie mutig voran zur nächsten Situation (z. B. Kleiderstapel im Schrank). Bitten Sie Ihre Vertrauensperson z. B., die sorgfältig und millimetergenau gestapelten T-Shirts und Pullover aus dem Schrank herauszunehmen und danach wieder »normal« einzuordnen. Betrachten Sie auch diese »Unordnung« so lange, bis Ihr Unbehagen spürbar abnimmt. Konfrontieren Sie sich immer wieder absichtlich mit dieser Situation und sehen Sie jeweils längere Zeit die in »Unordnung« gebrachten Dinge ohne Unterbrechung an. Da die Zeitdauer bis zur Reduzierung des Unbehagens von Person zu Person stark variiert, wiederholen Sie diese Übung immer wieder, so lange, bis Sie kaum mehr einen Drang verspüren, unmittelbar wieder die ursprüngliche Ordnung herstellen zu müssen.

Reaktionsmanagement: Wie Sie bereits wissen, können Sie den Zwang nur dann in den Griff bekommen, wenn Sie konsequent auf die Ausführung der Zwangsrituale, d.h. auf die Wiederherstellung der zwanghaften Ordnung, verzichten. Damit entziehen Sie dem Zwang die »Nahrung«, die er brauchte, um weiterzuexistieren.

Da bei Ordnungszwängen der Drang zur pedantisch anmutenden Ordnung oft nicht als Reaktion auf eine vorhandene Unordnung einsetzt, sondern eher als starkes »Bedürfnis« nach einer perfekten Ordnung erlebt wird, kann seine Bewältigung auch so aussehen, dass Sie zunächst darauf verzichten, Ihre Zwangsrituale auszuführen, und in einer zweiten Phase lernen zuzulassen, dass Dinge in Unordnung gebracht werden. Hierzu können Sie für sich oder mit Ihrem Partner zusammen verbindliche Absprachen treffen (die Sie am besten schriftlich fixieren), welche Tätigkeiten zur Wiederherstellung der zwanghaften Ordnung Sie künftig unterlassen werden (z.B. Joghurtbecher »einfach so« und nicht zwanghaft geordnet in den Kühlschrank stellen).

● Eine kreative Idee zur schrittweisen Veränderung der zwanghaften Ordnung hat Frau F. zusammen mit ihrem Partner entwickelt: Gemeinsam haben die beiden schriftlich festgehalten, ab wann Frau F. welche Ordnungsrituale unterlässt und ab wann bisher vermiedene Aktivitäten (z.B. beim Fernsehen auf dem Sofa sitzen) wieder erlaubt sind. Für die Einhaltung dieses Plans wird Frau F. mit Dingen belohnt, die ebenfalls auf der Liste aufgeführt sind (z.B. Kinobesuch mit dem Partner). ●

Sowohl die Konfrontation mit Unordnung wie auch die Reaktionsverhinderung mit Blick auf die (Wieder-)Herstellung der Ordnung haben zum Ziel, dass Sie sich schrittweise wieder daran gewöhnen, dass in Ihrem persönlichen Umfeld keine perfekte Ordnung bestehen muss, sondern auch andere Dinge des Lebens wieder ihren Platz haben können. Richtig befreit haben Sie sich von Ihrem Ordnungszwang dann, wenn Sie wieder Gäste zu sich nach Hause einladen und zulassen können, dass Ihre Ordnung etwas durcheinander gebracht wird und dass es auch vorkommen kann, dass Dinge beschädigt werden.

Sammel- und Hortzwänge

Wenn Sie unter Sammel- und Hortzwängen leiden, fällt es Ihnen schwer, zwischen nützlichen (aufbewahrungswerten) und überflüssigen Dingen zu unterscheiden. Sie heben praktisch alles auf und können sich von Gegenständen, die in ihrem Besitz sind, nicht trennen. Der Gedanke, dass Sie etwas irgendwann noch einmal gebrauchen könnten (z. B. leere Seiten in einem Notizbuch) oder dass es Ihnen fehlen würde (z. B. Kinokarten als Erinnerungen an bestimmte Lebensabschnitte), hindert Sie daran, etwas wegzuwerfen. Obwohl Ihnen bewusst ist, dass Ihre Wohnung aus allen Nähten platzt und Sie selbst schon lange den Überblick verloren haben, finden Sie immer wieder Gründe dafür, verschiedene Objekte nach Hause zu bringen und zu stapeln.

Gemeinsame Merkmale bei Sammel- und Hortzwängen

Situationen, die Ängste auslösen und/oder zu Zwangsritualen drängen (externe Auslöser)

- Etwas wegwerfen
- Jemand anders macht Ordnung in der eigenen »Sammlung«
- Etwas wegwerfen, was später noch gebraucht werden könnte

Gedanken, Bilder oder Impulse, die Ängste auslösen (interne Auslöser)

- »Was passiert, wenn ich diesen Gegenstand eines Tages brauche und ihn nicht finden kann?«

- »Was passiert, wenn ich etwas brauche, das ich weggeworfen habe?«

Befürchtete Konsequenzen, wenn die Situation/der Gedanke nicht vermieden werden kann oder wenn kein Zwangsritual ausgeführt wird

- »Ich werde etwas nicht finden, was ich dringend brauche.«
- »Ich werde etwas, das ich brauche, nicht mehr haben.«

Übliche Zwangsrituale

- Sammeln und Aufbewahren nutzloser Dinge
- Eigene »Sammlungen« auf bestimmte Weise ordnen

Selbsthilfe bei Sammel- und Hortzwängen

Für die meisten Personen mit einem Sammel- und Hortzwang ist es schwierig, sich von den »Schätzen« zu trennen, die sie im Laufe der Jahre gesammelt und bei sich zu Hause gehortet haben. Wenn Sie sich von diesem Problem befreien wollen, brauchen Sie daher unbedingt eine vertrauenswürdige Person, die Ihnen zur Seite steht. Zudem ist es hilfreich, wenn Sie zur Überwindung des Zwangs folgende Punkte beachten:

Normen und Regeln: Ein erster Schritt zur Veränderung besteht darin, sich wieder damit vertraut zu machen, bis zu welchem Grad Sammeln und Horten normal sind. Zu diesem Zweck können Sie sich bei Freunden und Bekannten erkundigen, wie sie es mit der Aufbewahrung von Dingen halten. Was wird aufbewahrt, was wird nach wie langer Zeit weggeworfen?

Positive Zukunftsvision: Um die Trennung von Dingen zu erleichtern, sollten Sie sich z. B. vorstellen, wie Ihre Wohnung aussehen wird, wenn sie weitere zwei Jahre mit wertlosem Kram vollgestopft wird. Und danach stellen Sie sich vor, wie Ihr Leben nach dem Wegwerfen des ganzen Mülls aussehen könnte (z. B. in einer hellen Wohnung leben, in der die Luft frisch und viel Platz vorhanden ist).

Unterstützung: Nehmen Sie nun die Hilfe einer vertrauensvollen Person in Anspruch, die Sie vor Ort bei der Entscheidung unterstützt, was alles weggeworfen werden kann. Es ist sehr wichtig, dass Sie sich auf Ihren Beistand verlassen können. Sie selbst bestimmen, was weggeworfen werden kann, und niemand darf hinter Ihrem Rücken Dinge entsorgen.

Oft ist es hilfreich, wenn Sie zunächst Listen erstellen mit den Dingen, die weggeworfen werden können. Auch hierbei können Sie schrittweise vorgehen (d. h. mit den Gegenständen beginnen, von denen Sie sich am leichtesten trennen können). Eine andere Möglichkeit, um bei der Wegwerfarbeit voranzukommen und sich dabei nicht zu verzetteln, besteht darin, dass Sie einen Raum nach dem anderen in Angriff nehmen.

Da es für Sie schwierig ist, sich zu entscheiden, ob etwas aufbewahrt oder weggeworfen werden soll, wäre es hilfreich, wenn Sie mit Ihrem Helfer zusammen zunächst eine erste Grobaufteilung vornehmen. So können z. B. die vielen Kisten mit Dokumenten, Zeitungsausschnitten, Fotokopien, Quittungen etc. in einige wenige Kategorien, sprich Stapel, plus den Papierkorb aufgeteilt werden. Hierbei können Sie vorübergehend noch eine weitere Kategorie einführen, die Dinge umfasst, bei denen Sie sich noch nicht endgültig sicher sind, was mit ihnen geschehen soll. Allerdings ist die Einführung der Kategorie »bin noch nicht sicher« nur dann hilfreich, wenn der Stapel nicht größer wird als die anderen. Nach dieser ersten Grobaufteilung machen Sie sich an die »Bin noch nicht sicher«-Kategorie und entscheiden endgültig über deren Verbleib.

Nachdem Sie mit Ihrem Helfer entschieden haben, was alles weggegeben oder entsorgt werden kann, machen Sie sich mit ihm gemeinsam an die Arbeit, diese überflüssigen Dinge zu entsorgen. Denken Sie daran, dass Ihre Angst, Gegenstände wegzuwerfen, vor dem Wegwerfen viel größer ist als beim Wegwerfen selbst. Sobald Sie es geschafft haben, ein paar Sachen auf den Müll zu werfen, ist das Schlimmste schon vorbei. Schauen Sie sich die Sachen nicht zu lange an, bevor Sie sie wegwerfen, denn sonst laufen Sie Gefahr, dass Sie sich verzetteln und nicht vorankommen.

Reaktionsmanagement: Nachdem Sie es geschafft haben, Dinge wegzuwerfen, gilt es unbedingt, dem Drang zu widerstehen, das Weggeworfene wieder aus dem Mülleimer herauszuholen. Falls Sie dafür nicht garantieren können, sollten Sie dafür sorgen, dass Ihr Helfer die gefüllten Abfallsäcke und das gebündelte Papier gleich mitnimmt und selbst entsorgt.

Wenn es Ihnen schließlich gelungen ist, Ihre überfüllte Wohnung wieder »begehbar« und übersichtlich zu gestalten, besteht fortan die beste Prävention des Problems darin, dass Sie nicht mehr alles sammeln und aufbewahren, was Sie an verlockenden Angeboten auf der Straße oder in Ramschläden finden. Indem Sie von vorneherein verhindern, dass sich Ihre Wohnung wieder mit neuem Krempel füllt, werden Sie künftig nicht mehr vor dem Problem stehen, sich von Dingen trennen zu müssen, die Sie nicht loslassen können. Machen Sie es sich also zur Gewohnheit, fortan in kurzen, regelmäßigen Abständen von etwa einer Woche unnötige Dinge wegzuwerfen (z. B. Zeitungen, die Sie aufgrund von Zeitmangel nicht lesen konnten).

Wiederholungs- und Zählzwänge

Wenn Sie unter Wiederholungs- oder Zählzwängen leiden, müssen Sie bestimmte einfache Verrichtungen so oft wiederholen (z. B. Wasser in die Tasse gießen, sich die Haare kämmen), bis es so ist, »wie es sein muss«. Wenn Sie die Regeln, die Ihnen vorschreiben, was Sie wie oft zu wiederholen haben, nicht strikt befolgen, befürchten Sie, dass Ihnen oder Ihren Angehörigen etwas Schlimmes passieren könnte. Deshalb haben Sie als Gegenmittel gegen Ihre abergläubischen Befürchtungen ein kompliziertes System aus Wiederhol- und Zählgewohnheiten entwickelt, das Sie einhalten müssen, damit Sie sich sicher fühlen können. Vielleicht haben Sie auch schon die Erfahrung gemacht, dass aus der »Magie« der Gegenzahlen und der Anzahl der Wiederholungen selbst neue Wiederholungs- oder Zählzwänge entstanden sind.

● Felix Leps beschreibt in seinem Buch, wie er mit den Zahlen 5 (gute Zahl) und 4 (schlechte Zahl) umgehen musste: »Die Fünf stand für die Zahl unserer Familienmitglieder. Wenn ich also die Zahl Fünf bemerkte, weil auf einem Tisch fünf Bücher lagen, weil ich fünf Fotokopien machen musste..., musste ich an meine Familie denken. Dann stellte ich eines Tages fest, dass die Mischung für mein Frühstücksmüsli aus vier verschiedenen Getreidesorten bestand, und erschrak. Ich hatte nicht mit Absicht die Zahl Vier gewählt, es hatte sich einfach so ergeben... Hieß dies aber nicht, dass ich jemanden aus der Familie, nämlich den Vater, weghaben wollte? Beim nächsten Einkauf ließ ich mir fünf Sorten Getreide geben, was mich beruhigte und gleichzeitig niedergeschlagen und wütend machte.

Mit Schrecken bemerkte ich, dass sich beim Schwimmen im Hallenbad die Anzahl der geschwommenen Bahnen auf acht eingependelt hatte. Nach acht geschwommenen Bahnen fühlte ich mich in der Regel wohl und verließ das Becken. Acht aber war zweimal vier. Also hatte sich auch hier der Wunsch, den Vater wegzulassen, durchgesetzt. Sofort begann ich die geschwommenen Bahnlängen genau zu zählen und erhöhte die Anzahl auf zehn. Dies ging anfangs gut, doch es ärgerte mich maßlos, mich ausgerechnet beim Schwimmen einem Zwang unterworfen zu haben... Wenn ich... das Wasser verlassen hatte, kehrte ich mehrmals auf dem Weg zur Dusche ... um, sprang noch einmal ins Becken und schwamm zwei weitere Bahnen... Zwölf, die Anzahl der nun absolvierten Bahnen, war in diesem Fall nicht dreimal vier, sondern zehn plus zwei: Mit zehn Bahnen hatte ich die Anforderungen des Zwangs erfüllt, was mir zu einer gewissen Erleichterung verhalf, und mit den zusätzlichen zwei Bahnen gleichzeitig mein Pensum doch irgendwie selbst bestimmt.«[32] ●

Wiederholungsrituale weisen in vielen Punkten Ähnlichkeiten mit Kontrollritualen auf. Beide dienen dazu, Katastrophen zu verhindern, die nach Ihrer Überzeugung eintreten würden, wenn Sie dies nicht mit einem Zwangsritual verhindern würden. Der Unterschied besteht darin, dass Kontrollzwänge meistens von externen Auslösern (Situationen, Tätigkeiten), Wiederholungszwänge durch interne Auslöser (Gedanken, Impulse, Bilder) hervorgerufen werden. Zudem sind Kontrollzwänge in stärkerem Maße mit »pseudo-rationalen« Argumenten verbunden, während bei den abergläubischen Verhaltensweisen der Zähl- und Wiederholungszwänge diese Erklärungen nicht möglich sind. Vielleicht leiden Sie gerade deswegen ganz besonders unter diesen Zwängen und erleben sie als besonders demütigend, weil gar keine »logischen« Verknüpfungen mit der Realität mehr möglich scheinen.

Gemeinsame Merkmale bei Wiederholungs- und Zählzwängen

Situationen, die Ängste auslösen und/oder zu Zwangsritualen drängen (häufig findet sich allerdings keine äußere Situation als Angstauslöser)

- Nicht die »richtige« Anzahl von Wiederholungen einer Handlung einhalten
- Beim Verlassen eines Raumes und beim Betreten eines anderen Raumes
- Dinge auf die »falsche« Weise tun

Gedanken, Bilder oder Impulse, die Ängste auslösen (interne Auslöser): Hierzu gehören grundsätzlich alle Gedanken oder Bilder, die Angst, Scham, Schuld oder Abscheu erzeugen, wie etwa

- »Mein Ehemann wird einen Unfall haben.«
- »Mein Nachbar ist ein niederträchtiger Kerl.«
- »Ich könnte gemeine Dinge von mir geben.«
- »Meine Eltern werden sterben.«
- »Meine Tochter wird die Schule nicht schaffen.«
- »Ich bin ein sündiger Mensch.«

Befürchtete Konsequenzen, wenn die Situation/der Gedanke nicht vermieden werden kann oder wenn kein Zwangsritual ausgeführt wird

- »Es wird ein Unglück geschehen.«
- »Mich selbst oder meine Lieben wird ein Schicksalsschlag treffen.«
- »Ich werde bestraft werden.«
- »Unglück wird über mich oder jemand anderen hereinbrechen.«
- »Alle werden mich hassen und verachten.«

Übliche Zwangsrituale

- Eine Handlung so oft wiederholen, bis man das Gefühl hat, es sei jetzt »richtig« so
- Eine Handlung so oft wiederholen, bis der »schlechte« Gedanke verschwunden ist

Selbsthilfe bei Wiederholungs- und Zählzwängen

Zugegeben, sich von Wiederholungszwängen alleine zu befreien, ist eine schwierige Sache. Wie können Sie Zwangsrituale unterlassen, wenn Sie das Gefühl haben, dass ein magischer Zusammenhang zwischen der Unterlassung des Zwangsrituals und dem Eintreten eines Unheils besteht? Genauso wie Sie niemals Ihrer liebsten Bezugsperson etwas Schlimmes wünschen würden, versuchen Sie im umgekehrten Fall, wenn Ihnen ein schlimmer Gedanke unwillkürlich durch den Kopf geht, alles in Ihrer Macht Stehende zu tun, um diesen ungeschehen oder wieder gutzumachen (z. B. indem Sie die Tätigkeit, mit der Sie in dem Augenblick beschäftigt sind, als Ihnen der Gedanke kommt, wiederholen). Wenn Sie sich beispielsweise gerade – wie dies bei Frau Z. der Fall war – Notizen zur Vorlesung machen, müssen Sie die gerade geschriebenen Wörter wieder auslöschen und neu schreiben, diesmal begleitet von einem »guten« Gedanken. Wenn Sie zudem davon überzeugt sind, dass es bestimmte Zahlen gibt, die Ihnen Unglück bringen (bei Felix Leps ist es die Zahl 4), müssen Sie darauf achten, dass die Anzahl der Wiederholungen in keinem Bezug zu dieser Zahl steht. Wenn Sie also darunter leiden, in abergläubischer Weise Handlungen wiederholen zu müssen, liegt der Ansatzpunkt Ihrer Befreiung in erster Linie beim Reaktionsmanagement, d. h. bei der Verhinderung Ihrer magischen Rituale. Zur Überwindung der Wiederholungszwänge sind folgende Punkte zu beachten:

Identifikation der Auslöser: Sie sollten sich in einem ersten Schritt darüber klar werden, was Sie dazu drängt, eine Handlung zu wiederholen. Welche Gedanken beunruhigen Sie derart, dass Sie einen starken Drang verspüren, etwas zu tun oder zu denken, damit diese Gedanken nicht wahr werden (z. B. dass jemand verunglücken wird)? Welche abergläubischen Rituale führen Sie als Reaktion auf den Gedanken aus, um etwas Schlimmes zu verhindern? Schreiben Sie Ihre beängstigenden Gedanken und Handlungen zur Wiedergutmachung auf ein Blatt Papier.

Risiko und Realität: Vergegenwärtigen Sie sich, dass Gedanken und Taten zweierlei sind. Rufen Sie sich ganz klar in Erinnerung, dass es unmöglich ist, durch Gedanken Ereignisse hervorzurufen (wenn Sie nicht mehr ganz sicher sind, können

Sie sich mit ganzer Kraft einen Lottogewinn wünschen), und dass es daher auch nicht notwendig ist, mit abergläubischen Ritualen »Unheil« abzuwenden.

Konfrontation: Ein Ansatzpunkt zur Befreiung von Wiederholungszwängen besteht darin, dass Sie lernen, sich an die »aufputschende« Seite der Zwangsgedanken zu gewöhnen, indem Sie sich aktiv mit diesen Gedanken beschäftigen, sie aufschreiben oder auf eine Kassette sprechen, die Sie immer wieder anhören. In Kapitel 2.2, Abschnitt: »Sich den Zwangsgedanken stellen« (S. 133 ff.) werden verschiedene Möglichkeiten der absichtlichen Konfrontation mit aufdringlichen, Angst auslösenden Gedanken beschrieben. Indem Sie sich mit dem Inhalt dieser Gedanken, Bilder und Impulse bewusst auseinander setzen, werden Sie erleben, dass diese an Macht über Sie verlieren und Sie nicht mehr dazu zwingen können, irgendetwas zu tun, um sie ungeschehen zu machen.

Reaktionsmanagement: Egal, ob Sie sich absichtlich mit Ihren Angst machenden Gedanken konfrontieren oder ob diese weiterhin unwillkürlich auftreten, das Wichtigste ist, dass Sie beharrlich darauf verzichten, irgendwelche magischen Wiederholungs- oder Zählrituale zur Wiedergutmachung auszuführen. Dies dürfte gerade zu Anfang ein großes Problem darstellen, weil diese Rituale schon fast automatisch ablaufen. Denn Sie müssen zuerst lernen, dass Sie ein willentliches Ritual ausführen, das Schlimmes verhindern soll. Unterlassen Sie sämtliche Zwangsrituale zur Neutralisierung Ihrer Ängste, damit Sie konkret erleben können, dass es nicht von Ihren Gedanken abhängt, ob schreckliche Ereignisse eintreten oder nicht. Sollten Sie feststellen, dass Sie bereits wieder ein Wiederholungsritual ausgeführt haben, konfrontieren Sie sich sogleich erneut hiermit oder heben Sie die »Wiedergutmachung« auf, indem Sie sie noch einmal wiederholen, sodass es für den Zwang die »falsche« Anzahl ergibt.

Wiederholungs- und Zählzwänge werden durchaus nicht immer als Reaktion auf Angst machende Gedanken praktiziert, sondern werden manchmal auch als etwas beinahe »Unwillkürliches« erlebt, das einfach so ablaufen muss (so berichtet die unter einem Zählzwang leidende Frau S., dass »es« in ihr zählt). Wenn Sie unter diesem Problem leiden, führt die Befreiung davon meistens über die Reaktionsverhinderung. Sobald Sie darauf aufmerksam werden, dass Sie wieder zählen oder in stereotyper Weise gewisse Handlungen wiederholen, sollten Sie sich daran hindern, indem Sie beispielsweise laut »Stopp!« zu sich selbst sagen und dann mit dem Ritual aufhören. Führen Sie sich vor Augen: Zwangshandlungen geschehen immer willkürlich und können deshalb auch unterlassen werden. Wenn Sie beharrlich genug »automatisch ablaufende« Zwangsrituale unterbrechen, zählt nicht mehr »es« in Ihnen, sondern Sie selbst. Nun können Sie entscheiden, ob Sie zählen wollen oder nicht.

Ein bei Wiederholungszwängen manchmal anzutreffendes Problem besteht darin, dass jemand beim Lesen eines Textes nicht vorwärts kommt, sondern immer wieder denselben Satz oder Abschnitt lesen muss. Sollten Sie unter diesem Problem leiden, kann Ihnen eine Methode, die ursprünglich zur Erhöhung der Lesegeschwindigkeit entwickelt wurde, nützliche Dienste erweisen. Legen Sie den Zeigefinger unter die Zeile, die Sie gerade lesen, und fahren mit ihm die Zeile entlang. Wenn Sie am Ende der Zeile angekommen sind, gehen Sie mit dem Finger zur nächsten Zeile und fangen wieder vorne an. Folgen Sie Ihrem Finger, der sich von Zeile zu Zeile und von Seite zu Seite weiterbewegt, auch wenn Sie das Gefühl verspüren, etwas noch einmal lesen zu müssen. Indem Sie beharrlich fortfahren, auf diese Art und Weise zu lesen, wird der Drang, Stellen mehrmals zu lesen, langsam nachlassen.

Zwanghaftes Grübeln

Wenn Sie unter einem »Grübelzwang« leiden, fühlen Sie sich gedrängt, über bestimmte Sachverhalte angestrengt nachzudenken, um sich von aufputschenden Zwangsgedanken zu befreien. Wenn Ihnen der aufdringliche Gedanke kommt, Sie hätten mit Ihrem Verhalten jemandem einen Schaden zugefügt (z. B. sein Auto mit dem Schlüssel verkratzt), müssen Sie vielleicht über diesen »Vorfall« so lange nachdenken, bis Sie ganz sicher sind, dass er sich nicht ereignet hat bzw. dass Sie dabei keine Schuld trifft. Der Zwang läuft hierbei »nur« in Ihrem Kopf ab; Sie müssen angestrengt über Dinge nachdenken, über welche andere Menschen sich kaum je Gedanken machen. Der Zwang fordert Sie auf, in eine mit Argumenten gestützte Diskussion mit ihm einzutreten, das Ziel wäre jedoch, ihm die Diskussion einfach zu verweigern.

● Herr P. wird eines Tages von dem Gedanken aufgeschreckt, dass Dämonen bereits verstorbene Personen plagen können und dass er aufgrund seines derzeitigen Verhaltens daran schuld sei. Herrn P. ist von Anfang an klar, dass diese Befürchtung nicht überprüfbar und demzufolge auch nicht beweisbar ist. Doch »es« (der Zwangsgedanke) versucht ihm auf folgende Weise zu beweisen, dass die Sache mit den Leidenden im Jenseits wahr sei: Er solle nämlich überproportional häufig dann auf das Zifferblatt seiner Uhr schauen, wenn der Sekundenzeiger auf 34 steht. Dies sei der Beweis dafür, dass im Jenseits Personen von Dämonen gequält werden und er daran schuld sei.

Um sich von seiner Angst zu erleichtern, beginnt Herr P., rationale Argumente gegen diese Befürchtung zu sammeln. Sie erscheint ihm nämlich dermaßen absurd und lächerlich, dass jede nur einigermaßen intelligente Person sie mit einfachen Gegenargumenten aus der Welt schaffen könne. Er sagt sich z. B., dass das Jenseits ein Bereich ist, worüber wir nichts wissen können. Und was wir nicht erfahren können, darüber können wir auch keine Kenntnis erlangen. Oder er hält die Beweisführung, dass nicht alles mit rechten Dingen zugehe, wenn er ständig dann auf Uhren blicke, wenn der Sekundenzeiger auf den »ungünstigen« Zahlen stehe, für schlecht. Denn auch wenn er noch so häufig genau in diesem Moment auf eine Uhr schaue, sage dies nichts über das Jenseits aus, sondern allerhöchstens über seine Fähigkeit, genau in solchen Momenten auf eine Uhr zu schauen.

So plausibel ihm die eigene Argumentation zunächst erscheint, so kommen ihm doch immer wieder Zweifel, die ihn anfechten und zu weiterem »Argumentieren« drängen: Vielleicht sei das Jenseits einmal in ferner Zukunft zu beweisen. Könne er dann immer noch sagen: »Wir können prinzipiell keine Kenntnis davon haben«? So und ähnlich drehen sich die Gedanken von Herrn P. ständig um die Beweisbarkeit seiner Befürchtung, und er erwacht jeden Morgen mit großer Sorge, dass sein »Bollwerk aus rationalen Argumenten« einstürzen könnte. ●

Zwanghaftes Grübeln ist eine äußerst anstrengende Art der Beruhigung. Sie fühlen sich gedrängt, über gewisse Dinge so lange nachzudenken (z. B. den inneren Film der Situation immer wieder abspulen), bis Sie sich von den aufwühlenden Zwangsgedanken wieder beruhigen können. Oft wird das Grübeln über eine Sache abgelöst von einer neuen Befürchtung, die nun in den Mittelpunkt Ihrer Aufmerksamkeit rückt und Sie wiederum voll beansprucht. Durch das Grübeln sind Sie häufig innerlich wie »weggetreten« und werden auch von Ihrem Gegenüber so wahrgenommen.

Gemeinsame Merkmale bei zwanghaftem Grübeln

Situationen, die Ängste auslösen und/oder zu Zwangsritualen drängen (externe Auslöser)

- Jede Situation, in der jemand Schaden erleiden könnte
- Jede Situation, in der man selbst einen »schlimmen« Fehler machen könnte
- Jede Situation, die beunruhigende Gedanken hervorruft

Gedanken, Bilder oder Impulse, die Ängste auslösen (interne Auslöser)

- Strenge Selbstkritik oder Kritik anderer
- Die Vorstellung, einen Fehler oder etwas falsch gemacht zu haben
- Schuld oder Gewissensbisse wegen der Vergangenheit
- Gedanken an eine künftige unangenehme Erfahrung
- Gedanken oder Vorstellungen, jemanden zu verletzen oder zu töten
- Gedanken, eine unmoralische oder sexuell perverse Handlung zu begehen
- Etwas Obszönes oder eine Beleidigung aussprechen
- Etwas Peinliches tun
- Einen kriminellen Impuls ausagieren

Befürchtete Konsequenzen, wenn die Situation/der Gedanke nicht vermieden werden kann oder wenn kein Zwangsritual ausgeführt wird

- »Ich werde versagen.«
- »Ich werde bestraft werden.«
- »Etwas Schreckliches wird passieren.«
- »Unglück wird über mich hereinbrechen.«
- »Ich werde jemanden versehentlich verletzen oder töten.«
- »Ich werde eine Sünde begehen.«
- »Ich werde die Kontrolle verlieren und verrückt werden.«
- »Ich werde gedemütigt werden.«
- »Meine Qualen werden nie enden und ich werde mich immer ärgern.«

Übliche Zwangsrituale

- In Gedanken beten
- In Gedanken zählen
- In Gedanken Listen aufstellen
- Sich Vorkommnisse ins Gedächtnis zurückrufen
- Stereotype Sätze im Kopf wiederholen (z. B. »Gott ist gut«)

Selbsthilfe bei zwanghaftem Grübeln

Es ist eine schwierige Sache, sich von zwanghaftem Grübeln zu befreien. Die Zwangsgedanken, die mit bestimmten Situationen verknüpft sind oder auch »einfach so« auftreten, lösen massive Ängste aus und drängen die Betroffenen dazu, ihren Wahrheitsgehalt über anstrengendes und zermürbendes Nachdenken zu bestreiten. Ein Reaktionsmanagement dieser inneren »Rituale« gestaltet sich viel schwieriger als die Veränderung äußerer Zwangsrituale. Betroffene stehen unter einem permanenten Rechtfertigungszwang und müssen ständig ihre »Unschuld« in Bezug auf Dinge beweisen, für die sie sich bei nüchterner Betrachtungsweise niemals schuldig fühlen würden. Es ist um ein Vielfaches schwieriger, wenn nicht gar unmöglich, sich selbst daran zu hindern, etwas zu denken, als daran, etwas zu tun. Deshalb geht der primäre Weg zur Befreiung von Denkzwängen und zwanghaftem Grübeln über einen anderen Umgang mit den unwillkürlich auftretenden Zwangsgedanken. Wie Sie lernen können, mit den gedanklichen »Aufputschern« anders umzugehen, wird in Kapitel 2.2 im Abschnitt: »Mit Zwangsgedanken anders umgehen« (S. 121 ff.) beschrieben. Darüber hinaus kann Sie eine Behandlung mit spezifischen Medikamenten darin unterstützen, dass Sie nicht ständig von Zwangsgedanken gequält werden (siehe Kapitel 2.4, Abschnitt: »Wie hilft medikamentöse Behandlung?«, S. 199 ff.).

Zwanghafte Langsamkeit

Wenn Sie unter zwanghafter Langsamkeit leiden, benötigen Sie für Ihre Körperpflege und die Besorgung des Haushaltes übermäßig viel Zeit, weil Sie die Dinge ganz korrekt und pedantisch genau erledigen müssen. Sie teilen die alltäglichsten Handlungen in viele einzelne Abschnitte ein, um ja nicht den Überblick zu verlieren und um sich ganz sicher zu fühlen, korrekt und richtig gehandelt zu haben.

● Nicolas Hoffmann, der von mir am meisten geschätzte Spezialist zur Behandlung von Zwangsstörungen, schildert den Fall Rosi:[33] »Rosi ist eine 34-jährige Frau, die mit ihrem Freund zusammenlebt. Sie ist Studentin der Volkswirtschaft im 27. Semester. Sie hat nur wenige Kontakte außerhalb, ihr fehlt dazu die Zeit. Vor jeder Verabredung fühlt sie sich so unter Zeitdruck, dass der Gedanke, jemanden zu treffen, im Laufe der Jahre immer seltener auftrat. Außerdem reagieren die Leute immer so ärgerlich auf ihre Verspätung. Der Tag- und Nachtrhythmus hat sich bei Rosi deutlich verschoben. Sie legt sich gegen drei Uhr nachts schlafen und steht erst gegen Mittag auf...

Sie beginnt den Tag. Duschen ist eine wichtige Angelegenheit, die genau durchgeplant ist... Die einzelnen Abschnitte des Duschens sind genau bekannt, man könnte sagen, die einzelnen Bewegungen sind durchnummeriert. Sie werden immer in der gleichen Reihenfolge ausgeführt. Rosi begleitet ihre Bewegungen mittels halblaut gemurmelter Anweisungen, die sie sich selber gibt: ›Jetzt tust du dies, jetzt tust du jenes.‹ Das Duschen kann bis zu zwei Stunden dauern.

Sie macht eine Pause. Dann muss die Waschmaschine ausgeräumt werden. Es dauert sehr lange. Sie wäre gerne schneller, dann hätte sie mehr Zeit für sich. Aber jeder Handgriff will überlegt sein. Jedes einzelne Wäschestück wird sorgfältig auf Staub inspiziert, dann penibel gefaltet, sodass die Kanten millimetergenau aufeinander liegen. Vorher muss der Wäscheständer von möglichen Fusseln befreit werden, sonst war die ganze Wascherei umsonst.

So geht es weiter, und es vergeht Stunde um Stunde. Dazwischen immer wieder kurze Pausen, um etwas zu verschnaufen. Wenn sie spürt, dass sie unter Zeitdruck gerät, wird sie unruhig. Sie macht dann vieles falsch und muss wieder von neuem beginnen. Sie ist oft sehr unglücklich und hat den Eindruck, nie richtig leben zu können...« ●

Zwanghafte Langsamkeit unterscheidet sich von den bisher geschilderten Zwängen insofern, als keine Zwangsrituale im üblichen Sinne vorkommen. Vielmehr ist Ihr Verhalten mit einer »Super-slow-motion« zu vergleichen. Die Handlungsabläufe sind segmentiert, das Zwangsritual ist sozusagen das Innehalten und das Vergewissern jedes einzelnen Schrittes. Weil Sie sämtliche Handlungen im Zeitlupentempo ausführen, kommen Sie nicht voran und verpassen dabei das anderweitig stattfindende Leben.[34]

Selbsthilfe bei zwanghafter Langsamkeit

Um von zwanghafter Langsamkeit loszukommen, müssen Sie lernen, die Zeitdauer für bestimmte Tätigkeiten nach und nach zu reduzieren, damit sich Ihr Verhalten schrittweise »normalisiert«. Um dieses Ziel zu erreichen, brauchen Sie eine geeignete Person, die Sie dabei unterstützt. Es sollte jemand sein, der Ihr Problem kennt, zu dem Sie Vertrauen haben und der über das nötige Fingerspitzengefühl verfügt, um die schwierige Balance zwischen geduldigem Warten und direkten Anstößen zu halten. Wenn Sie bei der Bewältigung dieses Problems Erfolg haben wollen, sollten Sie folgende Punkte beachten:

Normen und Ziele: Ein erster Schritt zur Veränderung besteht darin, dass Sie sich bei Ihrem Helfer und anderen Vertrauenspersonen informieren, wie viel Zeit diese für alltägliche Verrichtungen brauchen (z. B. sich waschen, sich anziehen, Mahlzeiten einnehmen). Sie können aus den erfragten Zeiten den Durchschnitt berechnen und sich davon ausgehend zusammen mit Ihrem Helfer realistische Veränderungsziele setzen.

Der Helfer als Modell und Coach: Der Helfer, der Sie bei der Bewältigung der Langsamkeit unterstützt, sollte Ihnen bei jeder Verhaltensweise modellhaft demonstrieren, wie diese ausgeführt werden soll. Danach sollte er Ihnen konkrete Anweisungen geben, wie Sie dieses Verhalten (z. B. Zähne putzen) innerhalb der vereinbarten Zeit ausführen können.

Er sollte Sie dabei weder zu stark unter Druck setzen noch einfach so wie immer gewähren lassen.

Um Ihre Arbeit zu erleichtern, kann sie mit der Teilnahme an einem sportlichen Wettbewerb verglichen werden, bei dem es darum geht, so schnell wie möglich zu sein und wenn immer möglich einen neuen persönlichen Rekord aufzustellen. Der Helfer sollte dabei immer mit einer Uhr arbeiten. Wenn es Ihnen gelingt, die bisherige persönliche Bestzeit zu unterbieten, sollten Sie sich mit etwas Außerordentlichem belohnen (z. B. auswärts essen gehen).

Keine Angst vor Veränderung: Es ist damit zu rechnen, dass Angst auftritt, sobald Sie das Tempo Ihrer Verhaltensabläufe erhöhen. Denn dadurch wird das bisherige perfektionistische Verhalten durcheinander gebracht. Es ist aber von entscheidender Bedeutung, dass Sie dieses Risiko in Kauf nehmen und sich durch die beängstigenden Gefühle nicht aus Ihrem Konzept bringen lassen. Diese »Durststrecke« müssen Sie überwinden, wenn Sie irgendwann wieder ein befriedigenderes Leben führen möchten. Sobald Sie mit Ihren täglichen Verrichtungen augenscheinlich schneller vorankommen, sollte sich der Helfer allmählich zurückziehen, damit Sie sich schrittweise daran gewöhnen können, nun in eigener Regie und ohne dessen Kommando Ihre Veränderungsziele zu erreichen bzw. beizubehalten.

Zwangsgedanken

Bei den meisten der bisher beschriebenen Zwangsformen sind aufdringliche, beängstigende Gedanken Anlass zur Ausführung eines beruhigenden Zwangsrituals. Es gibt allerdings auch Zwangsgedanken – meistens in Form zwanghafter Impulse oder Vorstellungen –, die Betroffene quälen, ohne dass sie sich dagegen wehren können. Ihre Qual besteht zum einen darin, dass sie an Inhalte denken müssen, die ihren persönlichen Normen und Wertvorstellungen diametral entgegenstehen. Zum anderen sind sie darüber entsetzt, dass sie überhaupt solche Gedanken haben. Oft steht dabei die Angst im Vordergrund, innere Impulse nicht genügend kontrollieren zu können und folglich etwas gegen den eigenen Willen und eigene Normen zu tun, was man sich nicht verzeihen würde (z. B. in der Kirche rufen: »Jesus ist ein Schwein!«). Auch die Angst davor, jemanden zu beschimpfen oder körperlich zu attackieren (z. B. das eigene Kind verletzen), gehört in diese Kategorie. Je unannehmbarer und abstoßender ein solcher aufdringlicher Gedanke für Sie ist, umso unbehaglicher und ängstlicher fühlen Sie sich, wenn er auftritt. Meistens versuchen Betroffene, gegen solche Gedanken anzukämpfen bzw. Situationen zu vermeiden, in denen diese auftreten könnten. Diese Strategien bewirken jedoch in der Regel das Gegenteil, nämlich dass sie noch häufiger von unwillkürlichen aufdringlichen Gedanken geplagt werden. Um von solchen beängstigenden Zwangsgedanken wieder loszukommen, müssen Betroffene lernen, anders mit diesen Gedanken umzugehen (siehe dazu ausführlich Kapitel 2.2, Abschnitt: »Mit Zwangsgedanken anders umgehen«, S. 121 ff.).

Selbsthilfe bei Zwangsgedanken

Sie können lernen, von Zwangsgedanken wieder loszukommen, indem Sie folgende Punkte beachten:

Aufklärung und Information: Aufdringliche Gedanken sind ein normales Phänomen, das praktisch bei allen Menschen ab und zu auftritt. Die Tatsache, dass Sie unter Ihren Gedanken leiden (z. B. das eigene Kind verletzen), weil sie das pure Gegenteil von dem beinhalten, was Ihnen im Leben lieb und teuer ist, ist der beste Beleg dafür, dass es sich *nur* um einen quälenden Gedanken handelt und um sonst nichts.

Unmögliche Gedankenunterdrückung: Da Sie bisher mit allen Mitteln versucht haben, sich Ihre Zwangsgedanken zu verbieten, sie willkürlich zu unterdrücken und explizit nicht daran zu denken, müssen Sie tragischerweise erleben, dass die Gedanken noch häufiger auftreten. Dies liegt daran, dass es schlicht nicht möglich ist, an etwas nicht denken zu wollen, ohne gleichzeitig immer daran zu denken (z. B. um alles in der Welt in den nächsten zwei Minuten *nicht* an rote Elefanten zu denken; versuchen Sie es!).

Distanzierung: Versuchen Sie, zu Ihrem Zwangsgedanken eine gewisse Distanz zu gewinnen, indem Sie z. B. gleichsam mit dem Finger auf ihn zeigen und dabei denken: »Ich habe dich erwischt, du bist ein Zwangsgedanke!« Wenn es Ihnen frühzeitig gelingt, Zwangsgedanken als solche zu identifizieren, lassen Sie sich durch diese nicht mehr aus Ihrem Konzept bringen und ziehen Sie die richtigen Konsequenzen, etwa: »Der eben aufgetauchte Gedanke ist ein Zwangsgedanke. Es gibt also nichts, was ich dagegen unternehmen müsste«.

Stärkung der Einsicht: Verschieben Sie die Problemdefinition weg vom Inhalt des Gedankens (z. B. »Ich habe mich mit AIDS infiziert«) hin zum Wissen, dass es sich dabei bloß um einen Gedanken gehandelt hat (z. B. »Ich hatte den Gedanken, dass ich mich mit AIDS kontaminiert habe«). Auf diese Weise können Sie lernen, Ihr Problem als ein gedankliches und nicht als ein reales zu begreifen.

Vorüberziehen lassen: Lassen Sie den Zwangsgedanken an sich vorbeiziehen. Vergleichen Sie Ihre Gedanken mit Lastwagen, die auf einer stark befahrenen Straße vorüberrollen, und zählen Sie diese mithilfe einer Strichliste. Oder arbeiten Sie mit dem Bild der Wolken am Himmel und lassen Sie diese vorbeiziehen. Oder begegnen Sie Ihren bedrängenden Gedanken, Impulsen oder Vorstellungen wie ein Mensch, der am

Fenster steht und den vorbeigehenden Fußgängern auf der Straße zuschaut. Das Gemeinsame dieser Bildmetaphern besteht darin, dass Sie einerseits sehr wohl zur Kenntnis nehmen, dass Ihnen gewisse Zwangsgedanken durch den Kopf gehen, dass Sie sich jedoch andererseits deswegen nicht verunsichern oder aus dem Konzept bringen lassen, sondern die Gedanken ziehen lassen.

2.4 Wichtige Fragen

In den bisherigen Kapiteln haben Sie Ihr Wissen über die Erscheinungsformen der Zwänge, ihre Ablaufdynamik, darüber, wie sie sich entwickeln und am Leben bleiben, vertiefen können. Sie haben auch konkrete Maßnahmen zur Selbsthilfe bei verschiedenen Zwangsformen kennen gelernt. In diesem letzten Kapitel möchte ich nun zentrale Fragen aufgreifen, die von einer Zwangsstörung Betroffene und nicht zuletzt deren Angehörige besonders interessieren.

Wie kann ich als Angehörige(r) bei Zwängen helfen?

Die meisten Angehörigen sind in die Zwangssymptomatik der betroffenen Person in irgendeiner Weise miteinbezogen. Dies kann sich auf ganz unterschiedliche Art manifestieren. In manchen Fällen werden Angehörige dazu angehalten, die betroffene Person bei der Ausführung ihrer Rituale zu unterstützen. Im Beispiel der unter einem Waschzwang leidenden Frau K. ist es die Freundin, die sie beim Waschritual unterstützt. Sie steht neben ihr und zählt genau, wie oft Frau K. eine bestimmte Stelle ihrer Hände eingeseift und gewaschen hat, damit Frau K. weniger beunruhigt ist und sicherer wird über die »richtige« Abfolge. Zum richtigen Zeitpunkt fordert sie dann Frau K. auf, in ihrem Ritual einen Schritt weiterzugehen. Im Falle von Kontrollzwängen werden PartnerInnen häufig dazu angehalten, nochmals einen Blick auf Wasserhähne, Herd, Fenster und Elektrogeräte zu werfen. Damit versuchen sich Betroffene abzusichern, dass alles in Ordnung ist. Auch vergewissern sich unter Zwängen Leidende immer wieder bei ihren Angehörigen, ob sie eine Sache richtig gemacht oder ob sie sich mit etwas in Gefahr gebracht haben. Herr O. fragte beispielsweise beim Autofahren, sobald er durch ein ungewöhnliches Geräusch beunruhigt wurde, seine mitfahrende Partnerin, ob irgendetwas passiert sein könnte. Solches Rückversichern mag bei Angehörigen zunächst vielleicht Verständnis hervorrufen, kennt doch jeder einmal gewisse Zweifel oder einen Rest an Unsicherheit bei der Einschätzung bestimmter Situationen. Mit der Zeit führt es jedoch zu Konflikten, da die unter dem Zwang leidende Person meist nicht lockerlässt, bis sie durch ihr Gegenüber – leider oft nur kurzfristig – beruhigt wird. Da es sehr anstrengend ist, solchen Forderungen nach Rückversicherung zu widerstehen, geben viele Angehörige nach mehrmaligem Fragen »um des lieben Friedens willen« nach. Alle Versuche, die Person mit entlastend gemeinten Versicherungen zu beruhigen, dass alles in Ordnung ist, dass keine »wirkliche« Gefahr besteht, sind jedoch leider nicht hilfreich, sondern halten die Zwänge mit am Leben.

Angehörige können aber auch direkt in die Zwänge miteinbezogen werden, indem sie gleichsam dem Zwang unterworfen werden und sich an dieselben Regeln und Normen wie die Betroffenen halten müssen. So hat sich z. B. der Ehemann bereits daran gewöhnt, sich nach Betreten des Hauses durch die Kellertür sofort auszuziehen und seiner Frau zuliebe zu duschen. Oder es besteht eine stille »partnerschaftliche« Übereinkunft, dass das bequeme Sofa zum Fernsehen nicht benutzt wird, weil danach in mühsamer und zeitaufwendiger Arbeit wieder die Falten geglättet werden müssen.

Angehörige wissen auch, dass von einem Zwang Betroffene nicht bei der Durchführung ihrer Rituale gestört werden »dürfen«. Da Zwangsrituale immer nach festen Regeln ablaufen müssen, führt eine Störung der Abläufe (z.B. durch Geräusche, Musik, Telefon) zu Gereiztheit bis hin zu Wutausbrüchen. Oft müssen dann die Rituale nochmals wiederholt werden. Um den Betroffenen weitere qualvolle Wiederholungen zu ersparen, verhalten sich Angehörige häufig besonders rücksichtsvoll, auch wenn dies immer wieder ihren eigenen Bedürfnissen entgegensteht.

Wenn Sie als Angehöriger oder Freund mitbekommen, dass eine Ihnen nahe stehende Person unter Zwängen leidet, fragen Sie sich wahrscheinlich, ob und wie Sie dieser Person helfen können, von diesen Zwängen wieder loszukommen. Dies ist keine leichte Aufgabe, vor allem dann, wenn Sie selbst durch die Zwänge in Ihrem Handlungsspielraum eingeschränkt werden. Nachfolgend finden Sie einige nützliche Hinweise für den Umgang mit Betroffenen:

- Zunächst ist es wichtig zu verstehen, worin die Eigenarten der Zwangsstörung bestehen und wie Betroffene ihre Zwänge erleben. Detaillierte Informationen über Erscheinungsformen, Entwicklung und Aufrechterhaltung der Zwangsstörung finden sich im ersten Teil dieses Buches. Sie können sich über Zwangsstörungen auch durch Lektüre anderer geeigneter Literatur für Betroffene und Angehörige informieren. Am Schluss des Buches wird auf entsprechende hilfreiche Bücher hingewiesen. Zusätzlich erhalten Sie auch bei der Deutschen Gesellschaft Zwangserkrankungen e. V. (www.zwaenge.de) oder bei der Schweizerischen Gesellschaft für Zwangsstörungen (SGZ) (www.zwang.ch) fundierte Informationen über Zwangsstörungen und deren Behandlungsmöglichkeiten. Ein Online-Forum für Betroffene einer Zwangserkrankung und deren Angehörige vermittelt ebenfalls hilfreiche Informationen zur Zwangsstörung, eine Adressliste von Selbsthilfegruppen in Deutschland sowie Möglichkeiten zum interaktiven Austausch (www.zwangserkrankungen.de). Schließlich sei auch auf die Homepage für Betroffene hingewiesen, die Barbara Meier und ich zusammen betreiben (www.zwangsstoerung.ch). Je größer Ihr Verständnis der Zwangsstörung ist, desto besser können Sie Betroffene bei der Überwindung der Zwänge unterstützen.

■ Wenn Sie den begründeten Verdacht haben, dass jemand in Ihrem persönlichen Umfeld unter einem Zwang leidet, er aber mit Ihnen noch nie darüber gesprochen hat, sollten Sie die Person darauf ansprechen. Zeigen Sie Verständnis dafür, dass es für Betroffene häufig schwierig ist, sich anderen Menschen gegenüber zu öffnen, weil sie sich für ihr von ihnen selbst als unsinnig erlebtes Verhalten schämen. Offen und ehrlich über ihre Probleme sprechen zu können, ist für Betroffene meistens der erste Schritt in Richtung Bewältigung des Zwangs.

■ Geben Sie der betroffenen Person niemals Anlass zu glauben, Sie würden sie »verraten«, etwa dadurch, dass Sie mit jemand anderem über ihre Zwänge sprechen.

■ Egal, wie merkwürdig Ihnen ein Zwangsgedanke oder ein Zwangsritual auch vorkommen mag, vermitteln Sie der betroffenen Person nicht das Gefühl, sie sei deswegen verrückt oder gefährlich. Versetzen Sie sich einmal in ihre Lage. Wie würden Sie sich fühlen, wenn Ihnen ständig ein Furcht erregender Gedanke durch den Kopf ginge oder Sie Dinge tun müssten, von denen Sie genau wüssten, dass sie übertrieben sind?

■ Versuchen Sie nicht, über Appelle oder moralischen Druck auf die betroffene Person einzuwirken. Geben Sie die Illusion auf, der Betroffene benötige nur etwas mehr »gesunden Menschenverstand« oder »Willenskraft«, um seine Zwänge überwinden zu können. Appelle wie »Lass diesen Blödsinn doch einfach bleiben« oder »Reiß dich zusammen« sind nicht hilfreich, sondern lösen im Gegenteil bei Betroffenen eher Schuldgefühle aus, die zu Selbstabwertung und einer Zunahme der Zwangssymptomatik führen können. Halten Sie sich immer vor Augen, dass der Betroffene unter einer psychischen Störung leidet, die mit großer Angst verbunden ist.

■ Unterstützen Sie die Person nicht durch die Übernahme von Zwangsritualen, dies ist keine Hilfe. Wenn Sie beispielsweise Rituale übernehmen oder rückversichern, verstärken und stabilisieren Sie damit auf lange Sicht das Zwangsverhalten. Sie sind keineswegs herzlos und uneinfühlsam gegenüber dem Betroffenen, wenn Sie Ihre Teilnahme am Zwang verweigern, sondern im Gegenteil, Sie helfen ihm, wenn Sie sich mit ihm gegen den Zwang verbünden.

■ Setzen Sie Grenzen und lassen Sie sich nicht endlos in das System hineinziehen. Wenn immer neue Vorsichtsmaßnahmen von Ihnen verlangt werden, sollten Sie klipp und klar zu verstehen geben: »Das tue ich nicht!« Halten Sie sich auch im Folgenden daran. Wichtig (jedoch nicht immer einfach) ist, dass Sie weder überaggressiv reagieren noch sich komplett an das Zwangssystem der Betroffenen anpassen. Lassen Sie es nicht zu, dass Ihr eigener Alltag von den Zwängen des Partners bestimmt wird.

■ Besprechen Sie mit der vom Zwang betroffenen Person, dass Sie in Zukunft in gewissen Belangen anders handeln werden. Sie können beispielsweise mit ihr vereinbaren, dass Sie sich künftig weigern werden, sich an den Vermeidungsreaktionen und Ritualen zu beteiligen.

■ Lassen Sie sich auf keinen Fall auf immer neue Diskussionen darüber ein, wie groß z. B. das Risiko einer Ansteckung durch AIDS wirklich sei und ob dieses Risiko zumutbar sei oder nicht. Sie können niemandem den Zwang dadurch ausreden, dass Sie mit ihm vernünftig diskutieren, denn er erlebt die Dinge anders als Sie. Diskutieren Sie daher auch nicht über vorher getroffene Entscheidungen, welche Übungen Betroffene mit Ihrer Unterstützung durchführen.

- Vermeiden Sie die Sprache der Betroffenen und sprechen Sie nicht von »verseuchten Türklinken« oder »gefährlichen Gegenständen«, sondern von »der Türklinke, die du für verschmutzt hältst«, oder von »den Gegenständen, die dir gefühlsmäßig Angst bereiten«.

- Wenn es zu Gefühlsausbrüchen kommt, so versuchen Sie, ruhig zu bleiben, und äußern Sie Ihr Mitgefühl. In der Sache selbst – z. B. keine Kontrolle für den Betroffenen auszuführen – aber bleiben Sie hart.

● Nachdem Frau G. es geschafft hatte, ihre zwanghaften Putzrituale besser in den Griff zu bekommen, stand als nächstes Therapieziel an, dass die Küche von anderen benutzt werden konnte und auch wieder Gäste nach Hause eingeladen werden konnten. Zu diesem Zweck vereinbarten wir eine ausgedehnte In-vivo-Exposition mit Reaktionsmanagement. Dies sah so aus, dass die Töchter von Frau G. zusammen mit ihren Partnern einkaufen und das Abendessen zubereiten sollten, während sich Frau G. mit ihrem Ehemann und mir im Wohnzimmer unterhalten sollte. Nach dem gemeinsamen Essen wurde vereinbart, dass Frau G. die anderen abwaschen und die Küche aufräumen ließ.

Während der ganzen Übung war Frau G. außerordentlich entspannt, bisweilen gar richtig fröhlich. Dieser Eindruck veränderte sich jedoch grundlegend, nachdem alles aufgeräumt war und die Gäste kurz vor Mitternacht das Haus verließen. Mit einem Mal spürte Frau G. einen ungeheuren Drang, in die Küche zu gehen und alles nochmals zu putzen. Sie weinte bitterlich und war fest entschlossen, die Dinge wieder in Ordnung zu bringen. In diesem Moment übernahm der Ehemann die im Voraus besprochene Aufgabe, seine Frau in den Arm zu nehmen und zu trösten, aber auch gleichzeitig daran zu hindern, ihr zwanghaftes Putzritual auszuführen. Auch am nächsten Morgen fühlte sich Frau G. noch sehr angespannt und spürte den Drang, nochmals die Küche zu reinigen. Erst nach vielen Stunden der Reaktionsverhinderung ließ dieser Drang allmählich nach, sodass Frau G. nun auf die Ausführung des Zwangsrituals gut verzichten konnte. ●

■ Drücken Sie Ihre Anerkennung für alle, auch für kleine Fortschritte des Betroffenen aus. Tadeln Sie nicht bei »Rückfällen«, sondern ermutigen Sie die Betroffenen weiter. Schwankungen in der Intensität des Zwangsverhaltens sind normal – so reagieren Betroffene auf Belastungen und zu wenig Schlaf meist mit einer Zunahme der Zwangssymptomatik.

■ Das Leiden unter der Zwangsstörung soll nicht zum Hauptthema in Ihrer Beziehung werden. Gehen Sie in den Bereichen, die nicht durch den Zwang dominiert sind, mit der Person ganz normal um und sprechen Sie nicht nur immer über den Zwang. Überlegen Sie, welche gemeinsamen Aktivitäten möglich sind, welche Aktivitäten früher Spaß gemacht haben, und versuchen Sie, solche Momente wieder in Ihren gemeinsamen Alltag zu integrieren. Helfen Sie der betroffenen Person dabei, den Anschluss an das Leben nicht zu verlieren.

Es ist gewiss nicht leicht, sich an diese Vorgaben zu halten. Besonders schwierig ist es, wenn Sie jemandem helfen wollen, indem Sie ihm *nicht* helfen. Das kann immer wieder zu zwischenmenschlichen Konflikten führen. Nicolas Hoffmann formuliert dieses Dilemma so: »Die Natur des Zwangs verlangt ein Verhalten des Partners (um den Betroffenen im Kampf gegen den Zwang zu unterstützen; Anmerkung d. Verf.), das oft in scheinbarem Widerspruch zur Menschlichkeit steht. Aber das ist nur an der Oberfläche der Fall … Der Krankheit immer wieder nachgeben hieße, sie sich endlos ausbreiten lassen. Und das wäre das Ende aller Menschlichkeit.«[35]

Wann ist professionelle therapeutische Hilfe angezeigt?

Die in diesem Buch beschriebenen Maßnahmen zur Selbsthilfe basieren auf Verfahren, die von verhaltenstherapeutischer und kognitiver Seite zur Behandlung von Zwangsstörungen entwickelt wurden. Die Frage stellt sich, wann es notwendig ist, Selbsthilfe durch fachlich-psychotherapeutische Hilfe zu ergänzen. Die Vorgehensweise und das beharrliche Festhalten an den einzelnen Schritten sind identisch, aber im Unterschied zur selbst angeleiteten Veränderung erfolgen in einer kognitiv-verhaltenstherapeutischen Behandlung die einzelnen Therapieschritte unter fachlicher Anleitung und oft auch in therapeutischer Begleitung. Auf der Basis einer vertrauensvollen therapeutischen Beziehung ist es dann für manche – insbesondere Personen mit ausgeprägter Zwangsstörung – leichter, sich auf »riskante« Übungen einzulassen. Sie lassen sich auch leichter dazu verpflichten, die maßgeblich für die Aufrechterhaltung der Störung verantwortlichen Zwangsrituale zu unterlassen, weil sie in diesen schwierigen Situationen therapeutisch unterstützt werden. Wenn Sie an einer Zwangsstörung leiden, empfiehlt es sich, anhand der folgenden Punkte zu prüfen, ob professionelle fachliche Hilfe angezeigt ist:

Schweregrad der Zwänge: Anhand der Symptomliste (siehe Kapitel 2.1, Abschnitt: »Testen Sie sich selbst«, S. 83 ff.) konnten Sie einschätzen, wie stark Ihre momentane Lebensführung durch Zwangsgedanken und/oder Zwangshandlungen beeinträchtigt wird. Im Falle einer leicht ausgeprägten Zwangssymptomatik sollten Sie Ihre Zwänge mithilfe dieses Buches auf jeden Fall besser in den Griff bekommen können. Auch wenn die durch den Zwang bedingten Einschränkungen in Ihrer Lebensführung deutlich spürbar sind, können Sie mithilfe der vorgeschlagenen Selbsthilfemethoden versuchen, von Ihren Zwängen wieder loszukommen. Sie würden jedoch auch von der professionellen Unterstützung durch kognitive Verhaltenstherapie profitieren. Werden Sie jedoch von den Zwängen erheblich in Ihrer derzeitigen Lebensführung beeinträchtigt, erscheint es mir ratsam, diese Probleme mithilfe einer professionellen kognitiv-verhaltenstherapeutischen Unterstützung anzugehen. Da Zwänge, nachdem sie sich aufgrund irgendwelcher Bedingungen einmal entwickelt haben, dazu tendieren, auch unabhängig von ihren Auslösebedingungen weiter zu bestehen, führt meistens kein Weg an einer so genannten störungsspezifischen Behandlung vorbei, die den therapeutischen Hebel direkt an der Ablaufdynamik der Zwänge ansetzt. Deshalb empfehle ich Ihnen, eine Therapeutin/einen Therapeuten aufzusuchen, die/der nach dem kognitiv-verhaltenstherapeutischen Ansatz arbeitet.

Art der Zwänge: Je nachdem, ob Ihre Zwangsrituale offen oder verdeckt ablaufen und ob Sie hauptsächlich unter anstrengenden Zwangsritualen oder sich aufdrängenden Zwangsgedanken leiden, sind die Erfolgsaussichten der Selbsthilfe als besser oder schlechter zu bewerten. Im Falle offener, d.h. von außen beobachtbarer Zwangsrituale (z.B. Waschen, Kontrollieren, Ordnen), deren Ausführung an ganz bestimmte Situationen gekoppelt ist, ist die Chance, diese in eigener Regie zu unterlassen, am größten. Denn diese lassen sich – eventuell mit Unterstützung eines Helfers – »willentlich« verhindern. Anhand klarer Vorgaben über »normales« Verhalten können Sie schrittweise das vom Zwang gesteuerte Verhalten über Bord werfen. Wenn Sie dagegen hauptsächlich verdeckte Zwangsrituale ausführen (z.B. Beten, Zählen, Grübeln), fällt es Ihnen wahrscheinlich wesentlich schwerer, zwischen aufputschenden Zwangsgedanken und neutralisierenden Denkzwängen zu unterscheiden. Darüber hinaus ist es auch für eine Person, die Sie unterstützt, unmöglich, von außen genau festzustellen, ob Sie gerade in ein Zwangsritual verwickelt sind. Angehörige können Ihnen daher auch weniger gut helfen, die Rituale zu unterlassen. Erschwerend kommt oft hinzu, dass bei diesen Zwängen auch magisches Denken eine wichtige Rolle spielt, denn bei magischen Zusammenhängen ist es um ein Vielfaches schwieriger, so genannte realistische Gegenbeweise anzutreten. Eine besondere Herausforderung stellt die Zwangsproblematik dar, wenn Sie primär unter aufdringlichen Zwangsgedanken, Impulsen oder bildhaften Vorstellungen leiden, denen Sie sich mehr oder weniger ausgeliefert fühlen. Hierbei besteht die Herausforderung darin, solche aufdringlichen Gedanken als unwillkürlich auftretende Gedanken zu akzeptieren und demzufolge nicht frontal gegen sie anzukämpfen. Sie haben keine Kontrolle über das Auftreten solcher Gedanken und demzufolge auch keine Verantwortung dafür. Ich habe in diesem Buch verschiedene Möglichkeiten dargestellt, wie Sie mit solchen ängstigenden Gedanken, Impulsen oder Bildern anders umgehen können, aber ich bin mir durchaus bewusst, dass dieser Schritt nur sehr schwer ohne professionelle Unterstützung zu bewerkstelligen ist.

Verfügbarkeit von HelferInnen: Grundsätzlich steht fest, dass die Bewältigung von Zwängen einfacher zu bewerkstelligen ist, wenn Ihnen jemand hilfreich zur Seite steht und Sie dabei unterstützt. Denn allein haben Sie, wie Sie wahrscheinlich aus eigener Erfahrung bestätigen können, weniger Chancen, dem Zwang in Situationen genügend »Paroli« zu bieten, in denen er Sie zur Ausführung der Zwangsrituale bringt. Noch schwieriger ist es für Sie, ohne Unterstützung Zwangshandlungen zu unterbrechen, wenn Sie bereits »mittendrin« sind.

Wenn Sie unter einem Sammel- und Hortzwang oder unter zwanghafter Langsamkeit leiden, sind die Aussichten sehr gering, dass Sie diese Probleme im Alleingang bewältigen können. Sie brauchen dazu unbedingt eine vertrauenswürdige Person (oder mehrere), die Sie dabei emotional und konkret unterstützt. Fehlt es an solchen Personen, kann eine Therapeutin oder ein Therapeut diese Funktion übernehmen.

Wiedererleben von dem Zwang zugrunde liegenden Problemen: Nicht immer besteht die Lösung einer Zwangsproblematik einzig darin, die Zwänge zu bewältigen. Wenn der Zwang eine Art Lösungsversuch von Problemen darstellt, die nicht auf andere Weise gelöst werden konnten, ist zu erwarten, dass diese Probleme – sofern sie immer noch ungelöst sind – wieder zum Vorschein kommen, sobald Sie sich von Ihren Zwängen losreißen wollen. Sollten also bei dem Versuch, Ihre Zwänge besser in den Griff zu bekommen, Erinnerungen und Gefühle hochkommen, die Ihnen in dieser Weise bisher fremd gewesen sind, ist anzunehmen, dass es sich dabei um unverarbeitete Erfahrungen aus Ihrer Vergangenheit handelt, die mithilfe der Zwänge »unter den Teppich gekehrt wurden«. In diesem Fall sind möglicherweise die Grenzen der Selbsthilfe erreicht. Aber wenn Sie es schaffen, Ihren Zwängen »die Stirne zu bieten«, können Sie es auch schaffen, die abgespaltenen und nun wieder hochkommenden negativen Gefühle richtig einzuordnen und die dem Zwang zugrunde liegenden Probleme ebenfalls aktiv anzugehen.

Letztlich ist es sehr schwierig vorauszusagen, ob Sie es schaffen können, Ihre Zwänge mittels Selbsthilfe in den Griff zu bekommen. Es bietet sich jedoch an, mit den hier geschilderten Anregungen zur Selbsthilfe den Versuch zu wagen, die belastenden Zwänge zu überwinden. Wenn dieser Versuch nicht gelingen sollte, rate ich Ihnen zu einer kognitiv-verhaltenstherapeutischen Behandlung bei einer entsprechend ausgebildeten Psychotherapeutin bzw. einem Psychotherapeuten.

Wie wird an dem Zwang zugrunde liegenden Problemen gearbeitet?

Wie bereits im Kapitel 1.3, Abschnitt: »Auslösebedingungen« (S. 58 ff.) beschrieben, entwickeln sich Zwänge oft dann, wenn

Personen unerwartete heftige Gefühle erleben, mit denen sie nicht klarkommen. Sie fühlen sich dadurch in ihrem Selbst erschüttert und haben ein starkes Bedürfnis, wieder Kontrolle über die Gefühle und Sicherheit zu erlangen. Dies versuchen sie zu erreichen, indem sie fortan ihre Außenwelt so einrichten, dass sie möglichst keine »Gefahren« mehr enthält, Sicherheit vermittelt und Kontrolle erlaubt. Sie richten ihre Aufmerksamkeit daher immer stärker auf einzelne Elemente der Außenwelt (z. B. Schmutz) und streben danach, Situationen oder Objekte, die mit Schmutz zu tun haben, zu vermeiden bzw. so damit umzugehen, dass sie dadurch möglichen »Gefahren« aus dem Weg gehen. Die Art des »richtigen« Umgangs mit den »gefährlichen« Situationen oder Objekten entwickelt sich immer mehr zu einem Ritual, das notwendig wird, um sich einigermaßen sicher fühlen zu können. Solche Zwangsrituale enthalten ganz genaue Anweisungen, wie die »Gefahr« gebannt werden kann. So gesehen können Zwänge entwickelt werden, um damit über zugrunde liegende, ungelöste Probleme oder Konflikte eine Art »Pseudokontrolle« zu erreichen, indem die ursprünglich Schmerz und Angst auslösenden Gefühle weitgehend aus dem Bewusstsein verbannt werden und stattdessen der Kampf gegen den Schmutz zum beherrschenden Thema wird.

Sollten Sie bei Ihren Übungen zur Bewältigung der Zwänge feststellen, dass dabei Erinnerungen und Gefühle hochkommen, die nicht in direktem Zusammenhang mit den Befürchtungen des Zwangs stehen, haben diese negativen Gefühle ihren Ursprung wahrscheinlich in Erfahrungen, die die Entwicklung des Zwangs begünstigt haben. In diesem Fall wären die Zwänge Symptome für zugrunde liegende Probleme und Konflikte, die – abgesehen von den Zwängen selbst – ebenfalls bearbeitet werden müssten. Ich glaube, dass Sie diese Arbeit nicht allein mit den Mitteln der Selbsthilfe leisten können, sondern dass Sie dazu professionelle psychotherapeutische Unterstützung brauchen. Im Folgenden skizziere ich anhand von Beispielen drei Problembereiche, die nach meinen Erfahrungen häufig der Zwangssymptomatik zugrunde liegen, und therapeutische Wege, wie diese dem Zwang zugrunde liegenden Probleme bearbeitet werden können:

- Bearbeitung traumatischer Erfahrungen und Konflikte
- Überwindung sozialer Defizite
- Arbeit mit wichtigen Bezugspersonen

Zwar hat sich gezeigt, dass – zumindest bei lange bestehenden Zwängen im Erwachsenenalter – meistens kein Weg daran vorbeiführt, die Eigendynamik des Zwangs mittels Übungen der Exposition und des Reaktionsmanagements zu durchbrechen. Aber in manchen Fällen geht es zusätzlich darum, dem Zwang zugrunde liegende Probleme therapeutisch zu bearbeiten.

Bearbeitung traumatischer Erfahrungen und Konflikte

Wie bereits ausgeführt, kann eine wichtige Funktion der Zwänge darin bestehen, die Betroffenen vor starken negativen Gefühlen zu schützen. Diese Gefühle sind manchmal gar nicht mehr zugänglich, und es kommt vor, dass dem Zwang zugrunde liegende Probleme wie Konflikte, Traumata, Entwicklungsdefizite und damit verknüpfte vermiedene Gefühle erst bei dem Versuch, die Zwänge in den Griff zu bekommen, wieder zu Tage treten. Dies lässt sich in erster Linie an den eine Konfrontation mit bislang vermiedenen Gegenständen oder Situationen begleitenden Gefühlen festmachen. Wenn nämlich anstelle von Angst, Unbehagen oder Anspannung hauptsächlich Schmerz, Trauer, Wut, Ekel oder das Gefühl von Verlassenheit emporkommt, können wir davon ausgehen, dass diese Gefühle durch den Zwang vom Erleben abgespalten wurden und durch das Unterlassen der Zwangsrituale wieder zum Vorschein kommen. Hieraus wird ersichtlich, dass die mit den ursprünglichen Problemen verknüpften Gefühle, die – eventuell schon vor vielen Jahren – zur Herausbildung der Zwänge geführt haben, immer noch nicht bearbeitet werden konnten. Der Zwang hat dazu gedient, die dazugehörigen Gefühle unter

Verschluss zu halten. Fällt er weg, tritt all das, was ursprünglich den Schmerz und die Angst auslöste, wieder ins Bewusstsein.

Oft berichten von einer Zwangsstörung Betroffene über verletzende (traumatische) Erfahrungen (z. B. jahrelange Demütigungen), die der Entwicklung von Zwangssymptomen vorausgegangen sind. Dabei fällt auf, dass sie bei der Schilderung solcher Erfahrungen kaum Gefühle zeigen, obwohl sie von persönlichen Dramen berichten. Es ist daher zu vermuten, dass sie diese Gefühle von ihrem sonstigen Erleben abgespalten haben. Wenn nun aber eine wichtige Funktion des Zwangs darin besteht, vor dem Erleben negativer Gefühle zu schützen, ist zu erwarten, dass ebendiese Gefühle dann hochkommen, wenn der Betroffene an der Ausführung der Zwangsrituale gehindert wird. Diese Verhinderung führt auf direktem Weg an bisher vermiedene Emotionen heran. Dazu zwei Beispiele aus meiner Praxis:

● Das erste Beispiel bezieht sich auf Herrn F., den 23-jährigen Patienten mit schwerem Waschzwang. Ich habe von ihm bereits berichtet, dass er seine TherapeutInnen interviewte, um herauszufinden, wie man sich normalerweise wäscht. Zur Behandlung seines Waschzwangs hatten wir vereinbart, eine massierte In-vivo-Exposition mit Reaktionsmanagement bei ihm zu Hause durchzuführen. Er und auch seine Eltern waren mit diesem Vorgehen einverstanden.

Nach diversen Vorbereitungen fuhr ich am »Tag X« mit meiner Kollegin zu Herrn F. nach Hause und führte dort in Anwesenheit seiner Eltern eine 4-stündige Exposition durch. Zunächst wurden alle Anwesenden nochmals ausführlich über das therapeutische Vorgehen informiert, in dessen Verlauf Herr F. sämtliche gefürchteten Objekte im Haus berühren und sich gezielt dem imaginären Schmutz aussetzen sollte. Ich instruierte die Eltern, bei der Exposition dabei zu sein, aber nicht einzugreifen. Gegenüber Herrn F. hielt ich nochmals fest, dass diese Exposition aufgrund seines freiwilligen Einverständnisses durchgeführt werde und dass wir keinesfalls Gewalt anwenden würden.

Es folgte dann eine Art »Entweihung« des Hauses, deren Ziel darin bestand, Herrn F. einerseits die vermiedenen Emotionen, deren Erleben bisher mithilfe des Waschzwangs vermieden wurde, erfahren zu lassen. Andererseits sollte sie ihm die Gewissheit vermitteln, dass die befürchteten Konsequenzen, nämlich das Infiziertwerden durch den Schmutz, nicht eintreten würden. Tatsächlich bestätigte sich während dieser Arbeit praktisch von Beginn an das, was wir aufgrund unserer Überlegungen erwartet hatten. Herr F. geriet durch diese Interventionen in einen hochgradig affektiven Erregungszustand, d. h. die In-vivo-Konfrontation mit »verschmutzten« Gegenständen führte direkt zu den vermiedenen Emotionen. Am Kulminationspunkt dieser Exposition brach all das hervor, was Herrn F. »in seinem Herzen schmerzte«. Aus tiefster Seele stieß er laute – beinahe animalische – Schreie aus, die nach längerer Zeit in ein Weinen und Klagen über all den Schmerz und die Erniedrigungen, die er von seinen Schulkameraden erlitten hatte, übergingen. Dieser Effekt bestätigte eindrücklich unsere Hypothese, dass der Zwang eine von Herrn F. entwickelte Bewältigungsform der psychischen Erniedrigungen während der Schulzeit darstellte und auf der Ebene des Erlebens hauptsächlich dazu diente, ihn vor diesen belastenden Emotionen zu schützen. ●

Dieses Beispiel zeigt sehr deutlich, dass der Waschzwang unter anderem dazu diente, belastende Gefühle der Hilflosigkeit, Erniedrigung und des Alleingelassenseins vom Erleben abzuspalten. Sobald Herr F. über die Konfrontation mit Angst auslösenden Situationen daran gehindert wurde, sein Erleben durch das Waschritual zu regulieren, wurden die Erinnerungen an diese Zeit wieder wach, und die bisher vermiedenen Gefühle traten offen zu Tage.

● Das zweite Beispiel handelt von Frau G., die mit ihrem jahrelangen Putz- und Ordnungszwang ihre Familie aggressiv kontrollierte, indem sie sich zu Hause strikt an ihre Regeln halten musste. Da Frau G. in der Therapie nicht erklären konnte, was sie denn eigentlich befürchtete, wenn sie auf ihre täglichen Putz- und Ordnungsrituale verzichten würde, machte ich ihr den Vorschlag, auf diese Rituale ganz zu verzichten, um herauszufinden, ob sie mittlerweile bloß noch den Charakter einer »schlechten Gewohnheit« hatten oder ob dahinter noch anderes stand, dessen sich Frau G. zurzeit nicht bewusst war.

Ich erläuterte Frau G. in Anwesenheit ihres Ehemannes und ihrer beiden Töchter das geplante therapeutische Vorgehen. Danach sollte sie mit emotionaler Unterstützung ihrer Familie künftig darauf verzichten, ihre Putz- und Ordnungsrituale auszuführen. Dieser Entschluss wurde mit dem folgenden Tag »feierlich« in Kraft gesetzt. Tatsächlich schaffte es Frau G. zu ihrem eigenen Erstaunen von Beginn an recht gut, auf ihre Putz- und Ordnungsrituale zu verzichten. Im Zuge der Veränderungen »durfte« auch der Ehemann wieder mehr Funktionen im Haushalt übernehmen, die vorher ausschließlich Frau G. vorbehalten waren (z. B. den Kühlschrank mit Lebensmitteln auffüllen, Wäsche aufhängen). Als dieser eines Tages nach dem Aufhängen der Wäsche seine Frau mit bohrenden und kontrollierenden Fragen nach der Menge des Waschpulvers und der Art des Waschprogramms konfrontierte, sah Frau G. plötzlich rot. Sie realisierte, dass sie schon vor Jahren ihrem Mann und ihrer Schwiegermutter nichts recht machen konnte und permanent kritisiert wurde. Mit einem Mal wurde deutlich, dass die Zwänge unter anderem dazu dienten, Frau G. eigene Bereiche zu schaffen, in die sich keine anderen Personen einmischen konnten.

Aufgrund des offensichtlichen Zusammenhangs zwischen dem Aufgeben der Zwangsrituale zu Gunsten eines größeren Handlungsspielraums ihres Ehemanns und dem Ausbruch heftiger Wutgefühle machte ich den Vorschlag, im Rahmen von Paarsitzungen diese Problematik zu bearbeiten. In diesen Sitzungen konnten einerseits problematische Kommunikationsabläufe besprochen und verändert werden. Andererseits erhielt Frau G. die Möglichkeit, ihrem Ehemann in Anwesenheit des Therapeuten von ihren verletzenden und in höchstem Maße verunsichernden Erfahrungen von »damals« zu erzählen und ihre diesbezüglichen Gefühle offen auszudrücken. ●

Anhand dieser beiden Fallbeispiele wird deutlich, dass die verhaltenstherapeutische Arbeit an den Zwängen manchmal ganz direkt zu einem Wieder-Bewusstwerden früherer traumatischer Erfahrungen und zum Erleben vermiedener schmerzhafter Gefühle führen kann. In diesen Fällen erscheint es unausweichlich, sich mit seinen vergangenen negativen Erfahrungen auseinander zu setzen.

Überwindung sozialer Defizite

Zwänge dienen manchmal nicht nur der Regulierung und Kontrolle des eigenen Erlebens, sondern auch dazu, soziale Defizite (z. B. mangelnde Selbstbehauptung) zu kompensieren. Verunsicherungen in der Kindheit führen häufig dazu, dass Betroffene nur wenig Selbstvertrauen und Selbstsicherheit entwickeln und keine angemessenen Verhaltensweisen erwerben können, um ihre Bedürfnisse zu artikulieren und ihre Interessen durchzusetzen. Aufgrund solcher Defizite in der sozialen Kompetenz und wegen Außenseitererfahrungen oder Demütigungen werden Zwänge als ein wirksames Mittel »entdeckt«, um sich vor persönlichen Übergriffen zu schützen und um auf diesem Weg die persönliche Integrität zu wahren. Betroffene halten also unter anderem deshalb so hartnäckig an ihren Zwängen fest, weil es ihnen an den nötigen Kompetenzen mangelt, sich auf andere Weise sozial durchzusetzen. Als Beispiel sei nochmals auf Herrn F. verwiesen, der es nach der In-vivo-Exposition mit Reaktionsmanagement geschafft hat, fortan auf die Ausübung seiner zwanghaften Waschrituale zu verzichten.

● Nach Aufgabe des Waschrituals wurde Herrn F. klar, dass dies nicht bloß positive, sondern auch problematische Konsequenzen für ihn hatte. So konnte er seine Eltern nicht mehr mithilfe des Zwangs kontrollieren und auf Distanz halten, sondern riskierte, dass diese gewisse Grenzen überschritten und ihn in seiner persönlichen Integrität verletzten. Dieser neuen Situation fühlte sich Herr

F. anfänglich keineswegs gewachsen, weil ihm die sozialen Kompetenzen zur adäquaten Artikulierung und Durchsetzung seiner eigenen Bedürfnisse fehlten. Oft kam Herr F. in die Therapie und beklagte sich bitter darüber, dass seine Eltern zu wenig Rücksicht auf seine Bedürfnisse nähmen.

Bei der Bewältigung dieses Problems waren einerseits Rollenspiele sehr hilfreich, in denen Herr F. mit therapeutischer Unterstützung lernte, sich angemessen zu wehren, abzugrenzen und eigene Bedürfnisse durchzusetzen. Andererseits wurden Themen wie »persönliche Integrität wahren«, »eigene Grenzen setzen«, »Rechte und Pflichten im Zusammenleben« in periodischen Abständen in Familiensitzungen besprochen, um zu verbindlichen Vereinbarungen zwischen den Familienmitgliedern zu gelangen. So wurde etwa ausgehandelt, dass die Eltern an der Tür des Sohnes anklopfen sollten, bevor sie sein Zimmer betraten. Mit der Zeit reagierte Herr F. recht erbost, wenn der Vater trotz klarer Abmachung immer noch ohne Anklopfen eintrat, was einmal dazu führte, dass die Eltern nach einem solchen Vorfall ohne ihren Sohn zu einer Familiensitzung erschienen. Herr F. hatte sich trotzig geweigert mitzukommen, mit der Begründung, seine Eltern hätten die Therapie nötiger als er. ●

In manchen Fällen ist es daher notwendig, dass von Zwängen Betroffene in einer Therapie lernen, sich mit anderen Mitteln als den bisher eingesetzten Zwängen gegenüber ihren nahen Bezugspersonen durchzusetzen und ihre Bedürfnisse angemessen zu vertreten. Besonders hilfreich sind hierbei Rollenspiele und Selbstsicherheitstrainings zur Förderung sozialer Kompetenzen (z. B. in einem Gruppentraining zur Förderung sozialer Kompetenzen).

Arbeit an der Zwangssymptomatik vorbei

Oftmals – insbesondere im Kindesalter – scheint das Auftreten von Zwängen stark geprägt durch Konflikte der Eltern. Wenn sich z. B. im Rahmen einer Abklärung bei Kindern der Verdacht aufdrängt, dass die Zwangssymptomatik durch das Verhalten der Eltern ausgelöst worden sein könnte und hauptsächlich dazu dient, eine als bedrohlich erlebte Trennung der Eltern zu »verhindern«, erscheint es sinnvoll, die Eltern in die Behandlung mit einzubeziehen oder gar nur mit diesen zu arbeiten. Hier liegt die Annahme zugrunde, dass eine aus der Sicht des Kindes positive Veränderung der Beziehung die Zwangsrituale überflüssig machen würde. Hierzu als Fallbeispiel die Behandlung eines Kindes, die »an der Zwangssymptomatik des Kindes vorbei« ausschließlich mit seinen Eltern durchgeführt wurde:

● »Der 7-jährige Sohn hat seit 6 Monaten multiple Handlungs- und Denkzwänge. An dem Erstinterview wird der Sohn nur für 10 Minuten beteiligt. Im folgenden Paargespräch erfährt der Ehemann erstmalig, dass seine Frau bereits seit einigen Jahren die Ehe verlassen möchte, sich aber handlungsunfähig fühlt. Es ließ sich eine schon länger bestehende Paarstörung rekonstruieren: Bei der Ehefrau bestehen seit längerem Depressionen und sie hat sich in Bezug auf Sexualität völlig zurückgezogen; der Ehemann zieht sich in das Arbeitszimmer des Hauses zurück und trinkt abends moderat, aber regelmäßig Alkohol.

Der Sohn hatte die Depression und das Unglücklichsein der Mutter, zu der ein inniger Kontakt bestand, intuitiv zunehmend wahrgenommen und war durch ihren depressiven Rückzug und den immer seltener werdenden Kontakt der Eltern mit ihm zutiefst verunsichert. Mit seinen überwiegend sehr magischen Zwangsritualen konnte er auf der Ebene der intraindividuellen Funktionalität eine Reduktion seiner Unsicherheit, Angst und seines Bedrohungsgefühls erreichen. Die interaktionelle Funktionalität der Zwänge (i.S. der Hypothese vom ›Symptom als Problemlösungsversuch‹) lag darin, dass diese aufgrund ihrer Konsequenzen – sehr auffälliges Verhalten bei Spaziergängen mit den Eltern in der Öffentlichkeit; auffälliges Verhalten in der Schule mit Rückmeldung der besorgten Lehrer an die Eltern; Abbruch seiner vorher intensiven Kontakte zu Mitschülern, Nachbarskindern – die Eltern zunehmend zu gemeinsamen Aktionen zwangen und die Mutter durch den Appellcharakter seines Krankheitsverhaltens von ihrer Introspektion und Depressivität abgelenkt wurde. Damit hatte der Sohn indirekt für das weitere Schicksal der Mutter und der Eltern ›Verantwortung‹ übernommen und war auf die ›Erwachsenenebene‹ geraten; die Mutter war mit ihrer zunehmenden Passivität auf die Kinderebene gerutscht und der Vater, im Arbeitszimmer ›versteckt‹, war verschwunden.

Eine Therapie unter Einbezug des Sohnes schien nicht erforderlich, sofern es gelänge, zuerst adäquates Elternverhalten im Umgang mit dem Sohn wieder aufzubauen und in einem zweiten Schritt die gestörte Paarbeziehung zu verbessern bzw. eine einvernehmliche Lösung zu erzielen. Den Eltern wurde das Hypothesen- und Behandlungsmodell detailliert vorgestellt; hochmotiviert sagten beide ihre Mitarbeit in dieser Therapieform zu.

Im ersten Behandlungsschritt wurde adäquates Elternverhalten wieder aufgebaut: Die Eltern erlernten im Umgang mit ihrem Sohn, nichtsymptomatisches Verhalten intensiv zu verstärken und Symptomverhalten minimal zu beachten; sie zeigten vor dem Sohn wesentlich mehr gemeinsame Aktivitäten als vorher. Bei gemeinsamen Freizeitaktivitäten mit dem Sohn waren sie erfolgreich bemüht, ihm gegenüber Übereinstimmung und gegenseitiges Verständnis zu zeigen. Innerhalb weniger Wochen ging das Zwangsverhalten des Sohnes drastisch zurück, und er nahm wieder die früheren Kontakte mit Schülern und Nachbarskindern auf – im übertragenen Sinne: er konnte wieder riskieren, die Eltern sich selbst zu überlassen, ohne sich Sorgen machen zu müssen.

Im zweiten Schritt wurde dann schwerpunktmäßig an der Klärung der Paarbeziehung gearbeitet, unter weiterhin klarer Trennung der Bereiche Elternverhalten und Paarverhalten. In der gesamten Zeit blieb der Sohn nahezu symptomfrei, mit allerdings sensiblen Symptomreaktionen, wenn die Eltern überfordert waren, ihre Elternrolle untangiert wahrzunehmen. Diese kleinen Rückfälle waren für die Eltern jedoch eine beeindruckende Bestätigung der Ausgangshypothese und verstärkten eher ihre Kooperation.

Mit den Eltern wurden über mehrere Jahre Nachgespräche geführt und therapeutische ›Auffrischsitzungen‹ durchgeführt. Es kam schließlich zu einer Scheidung und neuen Partnerschaften auf beiden Seiten. Der Sohn wurde adäquat in diesen Prozess einbezogen, und es traten keine Rückfälle im Krankheitsverhalten auf, obwohl dieser Prozess natürlich mit etlichen Turbulenzen für alle beteiligten Personen verbunden war.«[36] ●

Dieses Beispiel macht deutlich, dass der Ansatzpunkt für die Therapie von Zwängen durchaus nicht immer nur bei der davon betroffenen Person und bei der direkten Behandlung der Zwangssymptomatik liegen muss. Gerade bei Zwängen in Kindheit und Jugend ist die ihnen zugrunde liegende Problematik oft noch greifbar nahe und direkt behandelbar. Wenn allerdings im Erwachsenenalter eine ausgeprägte Zwangssymptomatik vorliegt, ist meiner Meinung nach nur in den seltensten Fällen eine Therapie ohne störungsspezifische Behandlung der Zwänge möglich.

Wie hilft medikamentöse Behandlung?

Zwangsphänomene können auch mit medikamentöser Behandlung angegangen werden. In den letzten Jahren sind mehrere Medikamente auf den Markt gekommen, welche die Symptome der Zwangsstörung deutlich mildern können. Die als hilfreich ausgewiesenen Substanzen beeinflussen dabei alle den Botenstoff »Serotonin« im Gehirn, der als Neurotransmitter dazu dient, Informationen zwischen den Nervenzellen weiterzuleiten. Wenn dieser für die Weiterleitung von Signalen verantwortliche Botenstoff den »Sprung« von einer Nervenzelle zur nächsten nicht schafft, sondern von der »alten« Nervenzelle aufgenommen wird, hat dies zur Folge, dass wichtige Informationen (z. B. die Rückmeldung, dass eine Handlung erfolgreich abgeschlossen wurde) ihren Bestimmungsort im Gehirn nicht erreichen. Um dieses Problem zu beheben, wurden Substanzen entwickelt, welche die Chancen erhöhen, dass der Neurotransmitter an der nächsten Nervenzelle »andocken« kann. Es sind dies die so genannten selektiven Serotonin-Wiederaufnahmehemmer (SSRI), die ursprünglich zur Behandlung depressiver Störungen entwickelt wurden und als »Antidepressiva« bekannt sind.

Zurzeit sind sechs Serotonin-Wiederaufnahmehemmer auf dem Markt, die zur Behandlung von Zwangsstörungen empfohlen werden: Fluvoxamin (Flox-Ex®, Floxyfral®), Fluoxetin (Fluctine®), Sertralin (Zoloft®), Paroxetin (Deroxat®) und Citalopram (Seropram®) sowie ein weiteres Präparat aus der Gruppe der trizyklischen Antidepressiva (Clomipramin [Anafranil®]). Verschiedene Untersuchungen haben gezeigt, dass diese Medikamente bei den meisten PatientInnen die Zwangssymptome – und zwar insbesondere die Zwangsgedanken – mildern. Es ist jedoch unklar, wie sie genau helfen, ob die Gedanken selbst weniger intensiv erlebt werden, ob sich deren Bedeutung ändert oder ob die ausgelösten Gefühle besser ertragen werden können.

Wenn Sie sich vom Arzt ein Medikament gegen Zwangssymptome verschreiben lassen, sollte es in der Regel eines der oben erwähnten Präparate sein, die heute in der Behandlung von Zwangsstörungen als Mittel der ersten Wahl gelten. Bei all diesen Medikamenten ist zu beachten, dass sie erst nach mehreren Wochen regelmäßiger Einnahme ihre volle Wirkung entfalten können. Folgen Sie auf jeden Fall genau den Anweisungen Ihres Arztes, konsultieren Sie ihn regelmäßig und nicht nur dann, wenn im Verlauf der medikamentösen Behandlung Schwierigkeiten auftreten. Wenn das erste Medikament, nachdem Sie es in genügend hoher Dosis mindestens drei Monate lang eingenommen haben, keine Wirkung zeigen sollte, sollte Ihnen der Arzt ein anderes SSRI verschreiben in der Hoffnung, dass dieses den gewünschten Erfolg bringt.

Es gibt unter den oben beschriebenen Präparaten keine

Substanz, die generell »besser«, d.h. wirksamer, wäre als die anderen. Die Frage, welches Medikament eingesetzt werden soll, muss im Einzelfall entschieden werden.

Die medikamentöse Behandlung der Zwangsstörung ist als langfristige Therapie angelegt. Die zwangshemmende Wirkung bleibt nämlich in der Regel nur für die Dauer der Behandlung mit den Psychopharmaka bestehen. Sobald Sie die Medikamente absetzen, treten mit hoher Wahrscheinlichkeit die Zwangssymptome wieder auf. Bei zirka vier von fünf der nur medikamentös behandelten PatientInnen präsentiert sich der Zwang dann wieder wie vor der Behandlung.

Weil bei der überwiegenden Mehrheit der nur medikamentös behandelten PatientInnen die Zwänge nach dem Absetzen der Psychopharmaka wieder verstärkt auftreten, erscheint diese Behandlungsform nur dann sinnvoll, wenn sie mit kognitiv-verhaltenstherapeutischer Therapie kombiniert wird. Das Wirkungsprofil der kognitiven Verhaltenstherapie ist eindeutig besser als jenes der medikamentösen Therapie: Die mit kognitiver Verhaltenstherapie erzielte Besserungsrate ist höher und die Rückfallquote viel kleiner. Aufgrund des besseren Wirkungsprofils stellt daher die Behandlung mit den störungsspezifischen Methoden der kognitiven Verhaltenstherapie ganz klar die erste Wahl der Behandlungsmöglichkeiten dar.

Aus diesen Gründen stellt sich heute weniger die Frage, ob eher Medikamente oder eher eine Psychotherapie zu empfehlen wären, sondern vielmehr, wann es im Rahmen einer psychologischen Therapie der Zwangsstörung sinnvoll sein kann, zusätzlich eine medikamentöse Behandlung in Betracht zu ziehen. Die häufig geäußerte Annahme, dass eine Kombination in jedem Fall besser sei als eine reine kognitiv-verhaltenstherapeutische Behandlung, lässt sich nach bisherigen Untersuchungen nicht bestätigen. Ich sehe die Indikation für den Einsatz von Psychopharmaka hauptsächlich in drei Fällen gegeben:

1. Wenn Sie zusätzlich zur Zwangsstörung auch an einer depressiven Störung leiden. Für rund ein Drittel der unter Zwängen leidenden Personen trifft dies zu.
2. Wenn bei Ihnen vor allem Zwangsgedanken mit wenig Zwangsritualen vorherrschen. Aufgrund verschiedener Studien wissen wir, dass die medikamentöse Behandlung der Zwangsgedanken effektiver ist als jene der Zwangshandlungen. Hinzu kommt, dass die kognitiv-verhaltenstherapeutische Behandlung der Zwangsgedanken nach wie vor eine schwierige therapeutische Herausforderung darstellt.
3. Wenn es Ihnen zurzeit noch unmöglich erscheint, sich auf psychotherapeutische Interventionen im Sinne »riskanter« Verhaltensexperimente einzulassen. Die medikamentöse Behandlung kann Sie in diesem Fall dabei unterstützen, sich auf therapeutische Übungen einzulassen, die ohne solche Hilfsmittel unüberwindbare Anforderungen darstellen.

Schlusswort

Die manchmal so skurril erscheinenden Zwangsgedanken und Zwangsrituale machen einen stutzig und neugierig zugleich. Was treibt jemanden dazu, sich täglich stundenlang die Hände zu waschen, obwohl objektiv keine Verschmutzung feststellbar ist? Wie kommt jemand dazu, eine Strecke mehrmals mit dem Auto abzufahren, um ganz sicher sein, dass er niemanden angefahren hat, der verletzt im Straßengraben liegen könnte? Was veranlasst jemanden dazu, sich das Gehirn zu zermartern, ob er dafür verantwortlich ist, dass arme Seelen im Jenseits von Dämonen gequält werden? Wer mit Personen zu tun hat, die unter Zwängen leiden, weiß, dass sich diese mit »rationaler« Logik und vernünftigen Argumenten nicht von ihren Zwängen abbringen lassen, obwohl sie häufig sogar einsehen, dass ihr Verhalten übertrieben ist. Offensichtlich existiert neben der Vernunft eine andere Macht, die viel stärker ist und in gewissen Situationen überhaupt keinen Widerspruch zulässt. Mein Anliegen war es, Ihnen als direkt Betroffenem oder als Angehörigem mit diesem Buch ein Werkzeug an die Hand zu geben, mit dem Sie den Kampf gegen diese andere Macht aufnehmen und sich ein Stück Lebensqualität zurückerobern können, das die Zwänge Ihnen geraubt haben.

Ich habe in diesem Buch mehrmals betont, dass die Zwangssymptomatik auch einen mehr oder weniger gelungenen Lösungsversuch für eine Problematik darstellt, die zum Zeitpunkt der Entwicklung der Zwänge nicht auf andere Weise gelöst werden konnte. Daraus nun zu schließen, dass der Zwang sich sozusagen von alleine auflöst, wenn die ihm zugrunde liegende Problematik behandelt würde, halte ich allerdings für einen Trugschluss. Ich bin vielmehr entschieden der Meinung, dass bei der Behandlung von länger andauernden Zwangsstörungen im Erwachsenenalter kein Weg daran vorbeiführt, mit störungsspezifischen Veränderungsmethoden

den Zwang direkt anzugehen. Denn er hat in der Regel eine derart starke Eigendynamik entwickelt, dass nur das Durchbrechen der Mechanismen, die ihn zurzeit am Leben erhalten, eine wirkliche Veränderung des Zwangsverhaltens ermöglicht. Hierbei sind die aus der kognitiven Verhaltenstherapie stammenden Anleitungen äußerst hilfreich.

Abschließend wünsche ich Ihnen, dass Sie sich nicht mehr weiter von Ihren Zwängen quälen und demütigen lassen, sondern es wagen, ihnen entschlossen und beharrlich die Stirn zu bieten. Führen Sie sich nochmals vor Augen, wie Ihr Leben aussehen könnte, wenn es Ihnen gelingt, Ihre Zwänge besser in den Griff zu bekommen, und trauen Sie sich, sie aktiv anzugehen und zu überwinden. Dazu wünsche ich Ihnen viel Mut und Erfolg!

Anmerkungen

1 Der aktuelle Schweizer Film *Früher oder später* von Jürg Neuenschwander hat solche Rituale im Emmental und in Tibet sehr einfühlsam in Bildern festgehalten.

2 Rüdiger Klepsch und Susanne Wilcken bezeichnen Zwangsgedanken als »Aufputscher« und Zwangshandlungen als »Beruhiger«.

3 Ein ähnliches Verhalten zeigen auch Betroffene einer posttraumatischen Belastungsstörung (PTSD), wobei diese nicht versuchen, sich mit gedanklichen Ritualen wieder zu beruhigen.

4 *Diagnostisches und Statistisches Manual Psychischer Störungen DSM-IV.*

5 Ebenda.

6 Jeffrey M. Schwartz, Beverly Beyette: *Zwangshandlungen und wie man sich davon befreit.*

7 Ebenda.

8 *Phänomenologie der Zwangsstörung.* In: Hansruedi Ambühl (Hrsg.): *Psychotherapie der Zwangsstörungen.*

9 Ebenda. Hervorhebung durch den Verfasser.

10 Paul M. Salkovskis hat solche problematischen Grundannahmen aufgelistet.

11 Vgl.: Sigmund Freud (1895): *Obsessions et phobies – Leur mécanisme psychique et leur étiologie.*

12 Grundlage dieser Checkliste zur Selbsteinschätzung ist die Y-BOCS Symptom-Checkliste von Goodman, Price, Rasmussen, Mazure, Heninger, Charney et al. (1989).

13 Die Beispiele zu den einzelnen Symptomen stammen aus Lee Baers Buch *Alles unter Kontrolle.*

14 Ulrike S., Gerhard Crombach, Hans Reinecker: *Hilfreiche Briefe an Zwangskranke.*

15 Ebenda, S. 7.

16 Ebenda, S. 8–9.

17 Als Trainingsprogramm zur Selbsthilfe bei Zwängen ist das Buch von Lee Baer *Alles unter Kontrolle* zu empfehlen.

18 Christoph Wölk und Andreas Seebeck haben ein Computerprogramm entwickelt, in welchem der »virtuelle« Ko-Therapeut »Brainy« Sie auf dem Bildschirm bei der Unterlassung der Zwangsrituale unterstützt.

19 von Robert Stevenson

20 *White bears and other unwanted thoughts* lautet der Titel des Buches von Daniel M. Wegner, der sich in seinen Forschungsaufzeichnungen mit dem Phänomen der Gedankenunterdrückung befasst hat.

21 Hans Morschitzky und Sigrid Sator beschreiben die »Angst aus heiterem Himmel« im Buch *Die zehn Gesichter der Angst.*

22 Nicolas Hoffmann hat diesen Satz geschrieben.

23 Jeffrey M. Schwartz, Beverly Beyette: *Zwangshandlungen und wie man sich davon befreit.*

24 Angelika Lakatos und Hans Reinecker berichten von diesem Fallbeispiel in ihrem Therapiemanual *Kognitive Verhaltenstherapie bei Zwangsstörungen.*

25 Nicolas Hoffmann beschreibt in seinem Selbsthilfebuch *Wenn Zwänge das Leben einengen* auch, wie Sie hartnäckige Zwangsgedanken absichtlich übertreiben können, bis Ihnen der Gedanke immer weniger Angst bereitet.

26 Diese Methode wurde erstmals von Paul M. Salkovskis propagiert.

27 Nicolas Hoffmann beschreibt den Patienten Balthasar in seinem Buch *Zwänge und Depressionen. Pierre Janet und die Verhaltenstherapie.*

28 Ebenda.

29 Ebenda, S. 210.

30 Nicolas Hoffmann rät dazu, diesen Schritt am Anfang ruhig etwas zu übertreiben: »Machen Sie auf den Hacken kehrt, wie in einer schlechten Militärklamotte.«

31 »Brainy« im computergestützten Anti-Zwangs-Training von Christoph Wölk und Andreas Seebeck übernimmt als Ko-Therapeut die Zeitbegrenzung und ruft der betroffenen Person laut zu, wenn die dafür festgelegte Zeit verstrichen ist.

32 Felix Leps: *Zange am Hirn. Geschichte einer Zwangserkrankung.*

33 Nicolas Hoffmann: *Wenn Zwänge das Leben einengen.* S. 62–63.

34 Paul Klees wunderschönes Bild *draussen buntes Leben* verweist in eindrücklicher Weise auf diese Situation.

35 Nicolas Hoffmann: *Wenn Zwänge das Leben einengen.* S. 126.

36 Iver Hand: *Systemische Aspekte in der Verhaltenstherapie von Zwangsstörungen.* In: W. Ecker (Hrsg.): *Die Behandlung von Zwängen. Perspektiven für die klinische Praxis.* S. 90–91.

Nützliche Literaturhinweise für Betroffene und Angehörige

In den letzten Jahren sind einige für den Laien verständliche Fach- und Sachbücher zum Thema Zwangsstörungen erschienen. Die folgende Kurzcharakteristik einiger ausgewählter, empfehlenswerter Bücher mag als erste Orientierung dienen:

- Hansruedi Ambühl, Barbara Meier. *Zwang verstehen und behandeln. Ein kognitiv-verhaltenstherapeutischer Zugang.* Stuttgart: Pfeiffer bei Klett-Cotta, 2003.
  Hintergrundinformationen über Ursachen, Hinweise zur Diagnostik, Überlegungen zur »Logik« des Zwangs sowie die Darstellung eines integrativen Behandlungskonzeptes bilden den Schwerpunkt dieses Buches. Es vermittelt Betroffenen ein umfassendes Bild der Störung und ihrer Veränderung und eignet sich insbesondere für Interessierte, die sich eingehender mit dem Thema auseinander setzen wollen.

- Lee Baer. *Alles unter Kontrolle. Zwangsgedanken und Zwangshandlungen überwinden.* Bern: Huber, 2001.
  Dieses Buch vermittelt vor allem konkrete Anleitungen zur Selbsthilfe. Betroffene und ihre Angehörigen werden bei einer schrittweisen Überwindung der Zwangsrituale mit vielen konkreten Anweisungen begleitet. Eine ideale Begleitung für die schrittweise Erarbeitung von Übungs- und Fernzielen.

- Lee Baer. *Der Kobold im Kopf. Die Zähmung der Zwangsgedanken.* Bern: Huber, 2003.
  Erklärungen zu Natur, Mechanismus und Bedeutung aufdringlicher Gedanken bilden die thematischen Schwerpunkte dieses Buches. Viele Beispiele verdeutlichen den angestrebten therapeutischen Weg eines veränderten Umgangs mit Zwangsgedanken. Das Buch ist vor allem für Betroffene geeignet, bei denen Zwangsgedanken im Vordergrund stehen.

- Nicolas Hoffmann. *Wenn Zwänge das Leben einengen. Zwangsgedanken und Zwangshandlungen. Ursachen, Behandlungsmethoden und Möglichkeiten der Selbsthilfe.* Mannheim: PAL, 2002.
  Das Buch bietet eine differenzierte und einfühlsame Beschreibung verschiedener Zwangssymptome. Möglichkeiten der Selbsthilfe und der Unterstützung Betroffener werden anschaulich vermittelt. Dieser »Klassiker« für Betroffene ist m. E. bestens für den Einstieg in die Thematik geeignet, sowohl für Betroffene als auch für ihre Angehörigen.

- Ulrike S., Gerhard Crombach, Hans Reinecker. *Der Weg aus der Zwangserkrankung. Bericht einer Betroffenen für ihre Leidensgefährten.* Göttingen: Vandenhoeck & Ruprecht, 1996 (4. Aufl. 2003).
  Dieses Buch zeichnet die Leidens- und Genesungsgeschichte einer Patientin mit einer Zwangsstörung nach. Die Erfahrungen werden gebündelt nach den therapeutischen Vorgehensweisen und den Faktoren der Veränderung. Ein Buch für Betroffene, die Mut aus einem Modell schöpfen können.

- Ulrike S., Gerhard Crombach, Hans Reinecker. *Hilfreiche Briefe an Zwangskranke.* Göttingen: Vandenhoeck & Ruprecht, 2002.
  Das Buch basiert auf den Erfahrungen als Ko-Therapeutin bei der Begleitung Betroffener. Vielfältige Beispiele vermitteln konkrete Handlungsideen, wie Betroffene in Therapien ihren Zwang bekämpfen können.

- Jeffrey M. Schwartz, Beverly Beyette. *Zwangshandlungen und wie man sich davon befreit.* Frankfurt am Main: Krüger, 1997 (Fischer Tb., 1999).
  Es handelt sich um ein Programm zur Selbstbehandlung von Zwangsstörungen. Betroffene lernen anhand vieler anschaulicher Beispiele die vier Schritte Neu-Benennen, Neu-Zuordnung, Neu-Einstellen und Neu-Bewerten kennen. Das Buch bietet hilfreiche Unterstützung bei der Distanzierung gegenüber Zwangsphänomenen.

- Christoph Wölk und Andreas Seebeck. *»Brainy«. Das Anti-Zwangs-Training AZT. Ein computergestütztes Übungsprogramm zur Überwindung von Zwangshandlungen und Zwangsgedanken.* Lengerich u. a.: Pabst, 2002. (Mit beiliegender CD-ROM)
  »Brainy« leitet dazu an, in der häuslichen Umgebung Expositionsübungen durchzuführen. Mit audio-visuellen Expositionsübungen können Betroffene lernen, sich an ihre Zwangsgedanken zu gewöhnen.

Literatur

Ambühl, H. (Hrsg.) (1998). *Psychotherapie der Zwangsstörungen.* Stuttgart: Thieme.

Ambühl, H. & Heiniger Haldimann, B. (1997). Psychotherapie bei einem Patienten mit Waschzwang. Ein kontrollierter Einzelfall. *Verhaltenstherapie und psychosoziale Praxis,* 29, 175–196.

Ambühl, H. & Meier, B. (2003). *Zwang verstehen und behandeln. Ein kognitiv-verhaltenstherapeutischer Zugang.* Stuttgart: Pfeiffer bei Klett-Cotta.

American Psychiatric Association (1994). *Diagnostic and statistical manual of mental disorders: DSM-IV.* Fourth edition. Washington, D.C.: American Psychiatric Association. (Deutsche Ausgabe [1996]: *Diagnostisches und Statistisches Manual Psychischer Störungen DSM-IV.* Göttingen: Hogrefe.) (Deutsche Bearbeitung und Einführung von Henning Saß et al., 1998: *Diagnostische Kriterien des Diagnostischen und Statistischen Manuals Psychischer Störungen DSM-IV.* Göttingen: Hogrefe.)

Baer, L. (2001). *Alles unter Kontrolle. Zwangsgedanken und Zwangshandlungen überwinden* (2., überarbeitete und ergänzte Auflage). Bern: Huber.

Baer, L. (2003). *Der Kobold im Kopf. Die Zähmung der Zwangsgedanken.* Bern: Huber.

Foa, E. & Wilson, R. (2001). *Stop obsessing! How to overcome your obsessions and compulsions* (revised version). New York: Bantam.

Freud, S. (1895). *Obsessions et phobies – Leur mécanisme psychique et leur étiologie.* In: *Gesammelte Werke I.* London: Imago, 1952, S. 345–353.

Goodman, W. K., Price, H. L., Rasmussen, S. A., Mazure, C., Fleischmann, R. L., Hill, C. L., Heninger, G. R. & Charney, D. S. (1989). The Yale-Brown Obsessive Compulsive Scale I: Development, use and reliability. *Archives of General Psychiatry,* 46, 1006–1011.

Hand, I. (2002). *Systemische Aspekte in der Verhaltenstherapie von Zwangsstörungen.* In: W. Ecker (Hrsg.): *Die Behandlung von Zwängen. Perspektiven für die klinische Praxis.* Bern: Huber, S. 81–100.

Hoffmann, N. (2002). *Wenn Zwänge das Leben einengen. Zwangsgedanken und Zwangshandlungen. Ursachen, Behandlungsmethoden und Möglichkeiten der Selbsthilfe.* Mannheim: PAL.

Hoffmann, N. (1994). Verhaltenstherapie bei Zwangsstörungen. *Psychotherapeut,* 39, 43–52.

Hoffmann, N. (1998a). *Zwänge und Depressionen. Pierre Janet und die Verhaltenstherapie.* Berlin: Springer.

Hoffmann, N. (1998b). *Phänomenologie der Zwangsstörungen.* In: H. Ambühl (Hrsg.): *Psychotherapie der Zwangsstörungen.* Stuttgart: Thieme, S. 1–10.

Klepsch, R. & Wilcken, S. (1998). *Zwangshandlungen und Zwangsgedanken. Wie Sie den inneren Teufelskreis durchbrechen.* Stuttgart: TRIAS.

Lakatos, A. & Reinecker, H. (1999). *Kognitive Verhaltenstherapie bei Zwangsstörungen. Ein Therapiemanual.* Göttingen: Hogrefe.

Leps, F. (2001). *Zange am Hirn. Geschichte einer Zwangserkrankung.* Bonn: Psychiatrie-Verlag, S. 127–128.

Morschitzky, H. & Sator, S. (2003). *Die zehn Gesichter der Angst.* Düsseldorf und Zürich: Walter.

S., Ulrike, Crombach, G. & Reinecker, H. (1996). *Der Weg aus der Zwangserkrankung. Bericht einer Betroffenen für ihre Leidensgefährten.* Göttingen: Vandenhoeck & Ruprecht.

S., Ulrike, Crombach, G. & Reinecker, H. (2002). *Hilfreiche Briefe an Zwangskranke.* Göttingen: Vandenhoeck & Ruprecht.

Salkovskis, P. M. (1985). Obsessional-compulsive problems. A cognitive-behavioural analysis. *Behaviour Research and Therapy,* 23, 571–583.

Schwartz, J. M. & Beyette, B. (1997). *Zwangshandlungen und wie man sich davon befreit.* Frankfurt am Main: Krüger.

Wegner, D. M. (1989). *White bears and other unwanted thoughts. Suppression, obsession, and the psychology of mental control.* New York: Viking (Reprint: New York: Guilford Press, 1994). Dt.: *Die Spirale im Kopf. Von der Hartnäckigkeit unerwünschter Gedanken – die Psychologie der mentalen Kontrolle.* Hamburg: Kabel, 1992.

Wölk, C. & Seebeck, A. (2002). *»Brainy«. Das Anti-Zwangs-Training AZT. Ein computergestütztes Übungsprogramm zur Überwindung von Zwangshandlungen und Zwangsgedanken.* Lengerich u. a.: Pabst. (Mit beiliegender CD-ROM)